Mahlzeitenkochbuch für Anfänger:

365 Tage abwechslungsreicher, leckerer und gesunder Rezepte zur Vereinfachung Ihrer Ernährung und Maximierung Ihrer Gesundheit

Albrecht Behringer

Inhaltsübersicht

Einführung

Viele von uns stellen fest, dass wir in der Hektik unseres modernen Lebens, in dem Zeit ein kostbares Gut ist und die Gesundheit häufig zugunsten der Bequemlichkeit zurückgestellt wird, an einer Weggabelung angelangt sind und auf einen Pfad blicken, der zu kulinarischer Unsicherheit und Ernährungsstörungen führt. Wie oft ist es Ihnen, liebe Leserin, lieber Leser, schon passiert, dass Sie nach einem langen Arbeitstag mit knurrendem Hunger und schwindender Willenskraft vor dem geöffneten Kühlschrank standen und der Verlockung von Fast Food oder der Monotonie einer schnell zusammengewürfelten, uninspirierten Mahlzeit erlegen sind? Sie sind nicht der Einzige, wenn Sie sich dabei ertappen, dass Ihnen diese Szene sehr ähnlich vorkommt.

Es ist ein Problem, das Menschen auf der ganzen Welt betrifft, wenn sie versuchen, trotz der begrenzten Zeit, die ihnen zur Verfügung steht, und der ständigen Versuchung des schnellen Genusses eine gesunde Ernährung zu pflegen. Viele von uns befinden sich in einem Teufelskreis aus falschen Ernährungsentscheidungen, die wiederum zu einer Vielzahl von Gesundheitsproblemen führen, weil wir ständig versuchen, ein Gleichgewicht zwischen unserem Privat- und Berufsleben sowie den Bedürfnissen unserer Familien herzustellen. Aber keine Sorge, es gibt einen Lichtblick in Form einer innovativen Strategie, der so genannten Meal Prep Diet. Diese Diät verspricht nicht nur eine Befreiung von zeitlichen Zwängen, sondern auch eine völlige Veränderung Ihrer Beziehung zu den Lebensmitteln, die Sie essen.

Dies ist keine neue Modeerscheinung, kein vorübergehender Trend, der viel verspricht, aber nur Enttäuschung hervorruft, wenn man ihm folgt. Die Meal Prep Diät ist nicht nur eine Diät, sondern eine Lebensweise und eine grundlegende Veränderung der Art und Weise, wie wir über Lebensmittel und Ernährung denken und damit umgehen. Sie ist eine praktikable und langfristige Antwort auf die uralte Herausforderung, ein Gleichgewicht zwischen der eigenen Gesundheit und der verfügbaren Zeit herzustellen. Stellen Sie sich ein Leben vor, in dem die Mahlzeiten, die Sie zu sich nehmen, kein Grund zur Sorge sind, sondern vielmehr eine Quelle der Ernährung, ein Mittel, mit dem Sie Ihren Körper und Ihren Geist auf die Schwierigkeiten vorbereiten können, die noch auf Sie zukommen werden.

Gehen wir der Sache auf den Grund und sprechen wir über die täglichen Schwierigkeiten, die so viele von uns als neue Normalität akzeptiert haben. Die verzweifelte Eile, etwas - oder irgendetwas - zu essen zu finden, die Versuchung, der

Bequemlichkeit den Vorzug vor der Qualität zu geben, und die damit einhergehende Scham, die nach dem Genuss einer weiteren schlechten Mahlzeit zurückbleibt. Das sind die Dinge, die das "verrückte Gerangel um etwas zu essen" ausmachen. Da wir auch schon in Ihren Schuhen gesteckt haben, können wir den Ärger und die Verärgerung, die mit den oben genannten Herausforderungen einhergehen, voll und ganz nachvollziehen. Wir haben es verstanden.

Die Meal Prep Diet ist mehr als nur ein Kochbuch; es ist ein Leitfaden und ein Reisebegleiter auf Ihrem Weg, die Kontrolle über Ihr Leben und damit auch über Ihre Ernährung wiederzuerlangen. Sie werden sich nicht mehr vor der Frage "Was gibt es zum Abendessen?" fürchten müssen, denn die Antwort wird ein gut geplantes, köstliches Essen sein, das auf Sie gewartet hat und mit Liebe und Rücksicht auf Ihr Wohlbefinden zubereitet wurde. Da die Meal Prep Diet Ihnen die Möglichkeit gibt, Entscheidungen zu treffen, die sowohl mit Ihrer Gesundheit als auch mit Ihrem Zeitplan vereinbar sind, müssen Sie nicht mehr dem einen den Vorzug vor dem anderen geben.

Die Anwendung dieser revolutionären Technik bringt eine Vielzahl von positiven Ergebnissen mit sich. Stellen Sie sich vor, Sie hätten mehr Energie, einen klareren Geist und einen Körper, der sich nicht nur genährt, sondern auch stimuliert fühlt. All diese Vorteile würden Ihnen zustehen. Stellen Sie sich die Freude vor, die Sie empfinden würden, wenn Sie herausfinden würden, dass eine gesunde Ernährung nicht nur köstlich, sondern auch praktisch und vor allem machbar sein kann. Bei der Meal-Prep-Diät geht es nicht darum, sich einzuschränken oder strenge Regeln zu befolgen. Vielmehr geht es um Emanzipation, darum, sich von den Ketten schlechter Gewohnheiten zu befreien und einen neuen, dauerhaften Weg zum Wohlbefinden zu finden.

Wenn Sie die Seiten dieses Buches durchblättern, werden Sie auf eine Entdeckungsreise gehen. Sie werden lernen, die Geheimnisse der effizienten Zubereitung von Mahlzeiten zu lüften, die Wissenschaft hinter der Ernährung zu verstehen und die Kunst der Geschmacksbalance zu beherrschen, so dass Sie Mahlzeiten kreieren können, die Ihre Geschmacksnerven verführen und Ihren Körper nähren. Es handelt sich dabei nicht um einen Einheitsansatz, sondern um einen flexiblen Rahmen, der sich an Ihren Geschmack und Ihren Lebensstil anpasst und es Ihnen ermöglicht, Ihre gesundheitlichen Ziele nicht nur zu erreichen, sondern auch den Prozess der Arbeit daran zu genießen.

Warum sollten Sie also auf die Ratschläge auf diesen Seiten vertrauen? Der Autor ist ein erfahrener Fachmann auf dem Gebiet der Ernährung und des Wohlbefindens, und die Antwort liegt in seinem Wissen und seiner Erfahrung. Die Autorin bringt eine Fülle von

Fachkenntnissen mit, die sich in ihrer langjährigen Erfahrung und ihrer aufrichtigen Liebe zur Unterstützung anderer bei der Verwirklichung ihrer Gesundheits- und Fitnessziele widerspiegeln. Es geht hier nicht um unerreichbare Ziele oder realitätsfremde Erwartungen, sondern um eine Beratung, die im Bewusstsein der realen Welt verankert ist.

Im Laufe der Kapitel werden Sie feststellen, dass dieses Buch mehr ist als nur ein Buch, sondern vielmehr eine Straßenkarte, ein Leitfaden, der mit Sorgfalt und Präzision erstellt wurde, um Sie zu einer gesünderen und glücklicheren Version Ihrer selbst zu führen. Jedes Wort, jedes Rezept und jeder Ratschlag, der auf diesen Seiten gegeben wird, spiegelt das Engagement der Autorin für Ihren Erfolg wider, und dieses Engagement ist im gesamten Buch zu spüren. Auf dieser Reise sind Sie nicht allein; Sie haben einen sachkundigen Begleiter, einen Mentor, der Ihre Herausforderungen kennt und Ihnen bei jedem Schritt mit Rat zur Seite steht. Sie müssen diesen Weg nicht allein beschreiten.

Am Ende dieses Prozesses werden Sie feststellen, dass Sie nicht nur mit Wissen ausgestattet sind, sondern auch mit den Fähigkeiten, Ihr Leben dauerhaft zu verändern. Es handelt sich nicht um eine schnelle Lösung, sondern um eine nachhaltige und langfristige Lösung für die Probleme, die Sie erleben. Dieses Buch ist genau das Richtige für Sie, wenn Sie schon einmal Schuldgefühle nach dem Genuss von Fast Food verspürt haben, wenn Sie sich schon immer eine einfachere Methode für eine ausgewogene Ernährung gewünscht haben oder wenn Sie sich schon immer nach einem Lebensstil gesehnt haben, der Gesundheit und Komfort in Einklang bringt.

Wir möchten diese Gelegenheit nutzen, um Sie bei der Meal Prep Diät willkommen zu heißen, bei der der erste Schritt auf dem Weg zu einem besseren und glücklicheren Selbst darin besteht, eine Mahlzeit mit Bedacht und Sorgfalt zuzubereiten

Kapitel 1:
Vorteile der Mahlzeitenzubereitung

Die Praxis der Essensplanung hat den Verlauf meines Lebens völlig verändert. Für mich war die Möglichkeit, meiner Familie jeden Tag nahrhafte und leckere Mahlzeiten zu bieten, der größte Vorteil der Heimarbeit. Andererseits gibt es noch viele andere Gründe, die für die Zubereitung von Mahlzeiten sprechen.

Reduzieren Sie Ihre Ausgaben. Rezepte, für die eine Vielzahl von Zutaten benötigt werden, können Ihnen helfen, Ihre Mahlzeiten so zu planen, dass sie nach der Zubereitung der Mahlzeiten geordnet sind. Wenn Sie wissen, wie viel Sie von teureren Lebensmitteln wie Fleisch, Fisch und Geflügel kaufen müssen, können Sie außerdem die Gesamtkosten Ihrer Lebensmittelrechnung (und die Verschwendung) senken.

Reduzieren Sie den Zeitaufwand. Wenn Sie die Gerichte aus diesem Buch nur an ein oder zwei Tagen in der Woche zubereiten, müssen Sie sich in den hektischen Nächten unter der Woche keine Gedanken über die Zubereitung des Abendessens machen. Dadurch sparen Sie Zeit. Sie können Dinge tun wie trainieren, mehr Zeit mit Ihrer Familie verbringen oder einfach später von der Arbeit nach Hause kommen, wenn Sie Ihre Mahlzeiten im Voraus planen und dies auf intelligente Weise tun.

Ernähren Sie sich gesünder. Sie wählen einige gesunde und leicht zuzubereitende Lebensmittel aus, die Sie jede Woche zubereiten und aufbewahren. Wenn der Hunger zuschlägt und es zu Hause nichts zu essen gibt, müssen Sie dann vielleicht nicht mehr so oft spontan ein Fastfood-Restaurant oder einen Donut-Laden aufsuchen.

Stets ein gesundes Gewicht halten. Wenn Sie versuchen, Gewicht zu verlieren oder einfach nur Ihr Gewicht zu halten, ist eine der schwierigsten Aufgaben, die Sie zu bewältigen haben, zu lernen, die Portionen zu kontrollieren, die Sie essen. Sie werden jede Mahlzeit für die Woche in eine Box einpacken, was ein fantastisches Hilfsmittel ist, um die Menge der von Ihnen verzehrten Lebensmittel zu regulieren.

Trainieren Sie, mehrere Aufgaben auf einmal zu bewältigen. Multitasking ist angesagt, wenn Sie mehrere Gerichte gleichzeitig zubereiten. Sie könnten zum Beispiel Obst für ein Frühstücksparfait schneiden und gleichzeitig Gemüse braten, während der Langsamkocher eingeschaltet ist. Alles ist in diesem Buch klar und leicht verständlich dargestellt.

Verringern Sie Ihr Stressniveau. Ich kann mir nicht einmal ansatzweise vorstellen, wie anstrengend es sein muss, jeden Abend ein Abendessen zuzubereiten. Die Schritte, die mit der Zubereitung einer Mahlzeit verbunden sind, sind folgende: Auswahl eines oder mehrerer Rezepte, Sammeln aller notwendigen Zutaten, Zubereitung der Gerichte, Garen der Gerichte, Servieren des Essens und anschließendes Aufräumen. Wenn Sie Ihre Mahlzeiten gut vorbereiten, können Sie all diese Schritte umgehen und müssen sich nie wieder fragen: "Was gibt es zu essen?".

Verbringen Sie weniger Zeit damit, Dinge zu tun, und erledigen Sie mehr. Einige Vorschläge für die Zubereitung von Mahlzeiten beinhalten die Zubereitung von zwei Chargen von Mahlzeiten und das Einfrieren einer Charge für einen späteren Zeitpunkt. Machen Sie sich die Tatsache zunutze, dass die Zubereitung einer größeren Charge, z. B. Chili oder Muffins, deutlich weniger Aufwand erfordert als die Zubereitung eines neuen Gerichts an jedem Abend der Woche.

Mahlzeitenzubereitung in 5 Schritten

Ich empfehle, diese fünf Schritte für eine effektive Mahlzeitenzubereitung zu befolgen:

1. Wählen Sie den Zeitpunkt der Vorbereitung

Suchen Sie sich einen oder zwei Tage aus, an denen Sie sich mit der Zubereitung von Mahlzeiten beschäftigen. Die meisten Menschen glauben fälschlicherweise, dass der Sonntag der beste Tag ist, um etwas zu tun, aber Sie könnten feststellen, dass ein anderer Tag in der Woche besser geeignet ist. Wenn Sie beispielsweise an den Wochenenden arbeiten, ist die Zubereitung Ihrer Mahlzeiten an einem freien Tag in der Woche in der Regel die bessere Lösung. Darüber hinaus haben Sie die Möglichkeit, zweimal pro Woche zu kochen. Für mich ist es schwierig, an den Wochenenden fünf oder sechs verschiedene Rezepte gleichzeitig zu kochen, weil meine Kinder an einer Vielzahl von Aktivitäten teilnehmen. Deshalb nehme ich mir sonntags und mittwochs ein paar Stunden Zeit, um das Essen für die Woche vorzubereiten.

2. Entscheiden Sie, welche Mahlzeiten Sie vorbereiten wollen

Wenn Sie entscheiden, welche Gerichte Sie in Ihren Speiseplan aufnehmen wollen, sollten Sie darauf achten, dass Sie eine große Vielfalt an Eiweißquellen, ernährungsphysiologisch ausgewogenen Getreidesorten und Gemüsesorten einbeziehen. Auf diese Weise können Sie eine größere Vielfalt an Nährstoffen zu sich nehmen. Wenn Fisch mit Spargel ein fester Bestandteil Ihrer wöchentlichen Mahlzeiten ist, sollten Sie auf jeden Fall ein Rezept für Huhn, Rind, Schwein oder ein vegetarisches Gericht wählen, das ein anderes Gemüse als Abwechslung enthält. Wenn Sie bestimmte Komponenten häufig zwischen den Mahlzeiten verwenden, können Sie versuchen, eine ganze Zutat zu verbrauchen und gleichzeitig Ihre Lebensmittelkosten insgesamt zu senken. Wenn Sie zum Frühstück Brokkoli zu den Eiern essen, sollten Sie darüber nachdenken, ihn als Beilage zu einer der Mahlzeiten zu verwenden, die Sie mittags oder abends essen.

3. Lebensmittel einkaufen gehen

Nachdem Sie sich für ein Rezept entschieden haben, sollten Sie die Liste der benötigten Zutaten prüfen, um festzustellen, ob Sie diese bereits besitzen oder nicht. So können Sie sowohl Ihre Zeit als auch Ihre Ressourcen optimal nutzen. Erstellen Sie eine Einkaufsliste mit den Zutaten, die Sie kaufen müssen, und berücksichtigen Sie dabei die Nachfrage auf Ihrem Markt. Wenn Sie zum Beispiel in einem herkömmlichen Supermarkt einkaufen würden, wäre der Gang mit dem frischen Gemüse wahrscheinlich der erste, an dem Sie vorbeikommen. Im Allgemeinen stehen auf meiner Einkaufsliste Obst, Gemüse, frische Kräuter, Milch und andere Milchprodukte, Eiweiß (einschließlich Rindfleisch, Geflügel und Fisch), verpackte Waren und Tiefkühlkost. Notieren Sie sich im Kopf die Menge der einzelnen Komponenten, die Sie benötigen, um sicherzustellen, dass Sie nicht zu viel einkaufen. Aber legen Sie diese Befürchtung erst einmal beiseite. Die Mengen der einzelnen Komponenten, die für die Zubereitung der Mahlzeiten benötigt werden, finden Sie auf den Einkaufslisten, die diesem Buch beigefügt sind.

Ein Wort der Vorsicht bei glutenfreien Rezepten: Hafer wird zum Beispiel manchmal in Küchen verarbeitet, in denen auch glutenhaltige Produkte hergestellt werden. Dies stellt ein potenzielles Risiko für Glutenallergiker dar. Wenn Sie sich von Gluten fernhalten müssen, sollten Sie die Etiketten der Produkte, die Sie kaufen, genau studieren, um sicherzugehen, dass sie das Protein nicht enthalten.

Go-To-Zutaten

Bei der effizienten Planung von Mahlzeiten ist die Wiederverwendung von Lebensmitteln aus vorangegangenen Mahlzeiten ein wichtiger Aspekt, den es zu berücksichtigen gilt. Quinoa ist zum Beispiel ein Grundnahrungsmittel bei mir zu Hause. Es ist vielseitig verwendbar und kann als Beilage zu Fisch oder als Beigabe zu einem Pfannengericht serviert werden. Die einzelnen Waren, die in diesem Buch häufig verwendet werden, sind leicht zu finden, günstig zu erwerben und eignen sich für die Lagerung in der Speisekammer, im Gefrierschrank bzw. im Kühlschrank. Denken Sie daran, dass jede Mahlzeit ein ausgewogenes Verhältnis von Vollkornprodukten, magerem Fleisch und Gemüse enthalten sollte, um zu gewährleisten, dass Sie die große Vielfalt an Nährstoffen aufnehmen, die Ihr Körper braucht, um gesund zu bleiben. Betrachten Sie Zwischenmahlzeiten als kleine Mahlzeiten, die Gemüse, Obst, Milchprodukte und Vollkornprodukte enthalten sollten. Ja, es sollte mehr Gemüse enthalten sein.

4. Vorbereiten und Kochen

Ein organisierter Vorbereitungstag ist ein produktiver Tag. Um Unklarheiten zu beseitigen, gebe ich die Reihenfolge an, in der die Mahlzeiten zubereitet werden sollen, und die Startzeiten für jedes Rezept für jede wöchentliche Vorbereitung.

Als Faustregel für die Reihenfolge der Essenszubereitung gilt im Allgemeinen Folgendes:

- Beginnen Sie immer mit dem Rezept für den langsamen Kocher (falls zutreffend).
- Bei Gerichten mit längerer Garzeit sollten Sie die Komponenten, einschließlich des Gemüses und der Proteine, vor Beginn der Zubereitung vorbereiten.
- Bereiten Sie alle benötigten Saucen und Dressings vor. Wenn das Hähnchen zum Beispiel mindestens 30 Minuten mariniert werden muss, sollten Sie die Marinade früh am Tag zubereiten, damit Sie sofort mit dem Marinieren beginnen können.
- Beginnen Sie mit der Zubereitung von Speisen, die eine längere Zeit in Anspruch nehmen, insbesondere von solchen, die länger als zwanzig Minuten im Ofen oder auf dem Herd gebacken oder gebraten werden sollen. Sie können die Zubereitung anderer Gerichte fortsetzen, auch wenn diese gerade gekocht werden.
- Bereiten Sie die Früchte und Nüsse vor, aber stellen Sie die einfacheren Rezepte für später weg. Während Sie darauf warten, dass ein Gericht im Ofen fertig wird oder auf dem Herd köchelt, können Sie einfache Rezepte zubereiten, die nicht gekocht werden müssen, z. B. Erdnussbutter und Gemüsegläser zum Mitnehmen.
- Wenn die meisten Komponenten vorbereitet sind, dürfte es viel einfacher sein, die restlichen Mahlzeiten zuzubereiten.
- Es ist wichtig, Mahlzeiten und Snacks richtig abzumessen und sie in Behältern aufzubewahren, die nur eine Portion fassen. Legen Sie sie in einem Stapel in den Kühlschrank oder die Speisekammer (falls vorhanden), dann sind sie jederzeit bereit. Überschüssige Mahlzeiten, die im Gefrierschrank gelagert werden können, lassen sich sofort einfrieren.

5. Portionieren und verpacken

Dieser Schritt ist die Konsequenz aus der Krönung der vorangegangenen Phase. Alle Vorbereitungen werden mit dem Portionieren und Verpacken abgeschlossen, um das Mitnehmen so einfach wie möglich zu machen. Jedes Rezept enthält eine detaillierte Beschreibung der geeigneten Portionsgrößen (manchmal auch Portionen genannt) für die entsprechenden Mahlzeiten. Es gibt viele verschiedene Arten von Behältern, die für die Verpackung von Mahlzeiten verwendet werden können.

Wenn Sie einen Teil der Mahlzeit noch besser schmecken lassen möchten, schlage ich vor, mehr Obst oder Gemüse hinzuzufügen. Um ein Gefühl von Harmonie auf dem Teller zu erzeugen, kombinieren Sie ein Gericht, das aus mehreren Komponenten besteht, wie z. B. die Kräuterquinoa mit dem Sesam-Hähnchen mit Spargel und roter Paprika. Obwohl die Menge der Lebensmittel, die in einer Portion enthalten sind, je nach Art der verzehrten Lebensmittel variiert, sollte die Standardportionsgröße für ein All-in-One-Gericht zwischen 112 und 500 g liegen.

Die Snacks, die mit diesem Rezept zubereitet werden, enthalten in der Regel Milchprodukte, Vollkornprodukte, Obst und Gemüse. Eine Portion Milchprodukte, wie Milch oder Joghurt, entspricht einer Tasse, während eine Portion Obst oder Gemüse einer Tasse entspricht. In den Ernährungsrichtlinien für Amerikaner 2015-2020 heißt es, dass 90 Prozent der Amerikaner nicht die erforderliche tägliche Menge an Gemüse und 85 Prozent der Amerikaner nicht die erforderliche tägliche Menge an Obst verzehren. Einmal mehr bieten Obst und Gemüse die beste Möglichkeit, die Menge eines Lebensmittels zu erhöhen.

Dieses Kochbuch enthält nur Rezepte mit genauen Portionsgrößen, die in eine Schachtel gepackt werden können. Daher gibt es keinen Spielraum für Fehler, wenn es darum geht, die richtige Menge an Lebensmitteln für jedes Gericht zu verwalten.

Zehn wichtige Hinweise zur Erinnerung

Es ist wichtig, diese zehn Punkte für eine gesunde Ernährung immer im Hinterkopf zu behalten:

1. Der tägliche Verzehr von Obst und Gemüse ist wichtig, da diese Lebensmittel reich an Antioxidantien, Vitaminen und Mineralien sind, die vor degenerativen Krankheiten wie Krebs und Herzerkrankungen schützen können.

2. Getreide (Brot, Nudeln und Reis - vorzugsweise Vollkornsorten) und Hülsenfrüchte sind ein wesentlicher Bestandteil jedes verzehrfertigen Lebensmittels, da sie die notwendige Energiequelle liefern.
3. Wechseln Sie in Ihrer Ernährung zwischen Fleisch, Fisch und Eiern ab (bevorzugen Sie Fisch und mageres Fleisch).
4. Verzehren Sie regelmäßig Milch und daraus hergestellte Produkte, da diese eine ausreichende Kalziumzufuhr gewährleisten.
5. Reduzieren Sie die Salzmenge, die Sie zu sich nehmen.
6. Reduzieren Sie die Menge an Gewürzen, Fetten und Süßigkeiten, die Sie zu sich nehmen. Als Gewürz sollten Sie zu nativem Olivenöl extra greifen.
7. Mindestens zwei Liter Wasser sollten über den Tag verteilt getrunken werden.
8. Essen Sie jeden Morgen eine gesunde Mahlzeit, um gut in den Tag zu starten.
9. Essen Sie alle Ihre Mahlzeiten.
10. Bereiten Sie nur zwei Snacks zu: einen in der Mitte des Vormittags und einen in der Mitte des Nachmittags, wobei Sie Obst (frisch oder getrocknet) oder Joghurt als Snack Ihrer Wahl verwenden.

Was ist Meal Prepping?

Die Kunst der Essensvorbereitung besteht darin, die Mahlzeiten am Abend (oder an mehreren Abenden) vor dem Verzehr zuzubereiten. Jede Mahlzeit besteht aus der Zubereitung einiger Portionen, die in luftdicht verschließbaren Behältern im Kühlschrank aufbewahrt werden. Heutzutage bereiten viele Menschen ihre Mahlzeiten im Voraus zu, um Zeit zu sparen, eine gesunde Ernährung zu fördern und die Portionsgrößen zu kontrollieren. Manchmal wird das Gericht im Voraus zubereitet und durchgekocht und dann im Kühlschrank oder Gefrierschrank aufbewahrt, bis es gebraucht wird. Andererseits werden Mahlzeiten gelegentlich nur teilweise vorbereitet, um sie erst kurz vor dem Essen zuzubereiten. So kann man zum Beispiel Lasagne zubereiten, indem man die Soßen erhitzt, dann alles schichtet, abdeckt und ungekocht in den Kühlschrank stellt. Bevor Sie die Lasagne am nächsten Abend servieren, geben Sie sie in den vorgeheizten Backofen. Egal, für welche Zubereitungsart Sie sich entscheiden, es ist eine fantastische Möglichkeit, Ihre Ernährung und Ihre Zeit zu kontrollieren!

Warum Mahlzeiten vorbereiten?

Es gibt viele Gründe, die Freuden der Essenszubereitung zu entdecken, aber die folgenden sind einige der wichtigsten:

Zeitersparnis

Sie können sich in den kommenden Tagen stundenlanges, gestresstes und überhastetes Kochen ersparen, wenn Sie sich etwas Zeit nehmen, um alle oder die meisten Ihrer Mahlzeiten für die Woche vorzubereiten. Wenn es soweit ist, können Sie einfach Ihr vorbereitetes Frühstück aus dem Kühlschrank nehmen, Ihr vorbereitetes Mittagessen in eine Tüte packen, damit Sie es essen können, wann immer Sie bereit sind, und nach Hause kommen, um ein Abendessen zu essen, das bereits vorbereitet ist und nur noch in der Mikrowelle oder im Ofen aufgewärmt werden muss. So sparen Sie nicht nur Zeit zum Kochen, sondern auch zum Nachdenken. Ich weiß nicht, wie es Ihnen geht, aber ich finde immer, dass das Planen von Mahlzeiten für Frühstück, Mittag- und Abendessen viel mehr Zeit in Anspruch nimmt, als es sein müsste!

Spart Geld

Wenn Sie Ihre Mahlzeiten für die Woche planen, müssen Sie mehrmals in der Woche einkaufen gehen, was die Wahrscheinlichkeit erhöht, dass Sie Geld für unnötige Dinge ausgeben. Wenn Sie jedoch Ihre Mahlzeiten für die ganze Woche planen, können Sie nur einmal einkaufen gehen und nur das besorgen, was Sie für die jeweilige Mahlzeit benötigen. Am Ende werden Sie viel weniger überflüssige Einkäufe tätigen und mehr Geld in der Tasche haben!

Gesunde Ernährung durch Portionskontrolle und Planung

Das Hauptziel der Essensvorbereitung besteht darin, einzelne Portionen von Lebensmitteln für jede Mahlzeit zu speichern. Daher bereitet man nur so viel zu, wie man für eine bestimmte Anzahl von Personen braucht, und verwirft alle Reste. Sie können mir bestimmt nachfühlen, wenn ich sage, dass Reste das Schlimmste sind, was es gibt! Ich esse immer viel mehr als nötig, wenn ich meine Mahlzeiten nicht vorbereite, weil ich sie direkt vor mir habe! Alles, was man zum Frühstück, Mittag- und Abendessen zu essen hat, ist das, was man zubereitet hat, mehr nicht.

Das bedeutet natürlich, dass Sie zunächst vernünftige Portionsgrößen festlegen sollten, und das habe ich bei diesen Gerichten versucht zu erreichen. Sie können die Mengen der Zutaten ändern, um sie an Ihren eigenen Kalorienbedarf, Ihr Bewegungsniveau und Ihre bevorzugte Portionsgröße auf der Grundlage Ihres BMI anzupassen.

Hilft Ihnen, Ihre Ziele zu erreichen

Einfach ausgedrückt, ermöglicht Ihnen die Essensplanung, die Kontrolle über Ihr Essverhalten zu behalten, was für das Erreichen Ihrer Ziele in Bezug auf Gewichtsreduktion und Gesundheit unerlässlich ist. Um sicherzustellen, dass jede Mahlzeit, die Sie genießen, Ihnen hilft, Ihre Ziele zu erreichen, können Sie die Kalorien- und Makrowerte für jedes Rezept auswerten, um sicherzustellen, dass sie in Ihren Ernährungsplan zur Gewichtsreduktion passen.

So haben Sie Zeit für sich selbst!

Das hat zwei Funktionen! Der eine Vorteil der Essenszubereitung besteht darin, dass Sie etwas Zeit für sich selbst haben und die Zeit in der Küche mit viel kreativer Arbeit und aktiven Händen genießen können. Zweitens: Anstatt jeden Tag in der Woche zu versuchen, Mahlzeiten von Grund auf zu kochen, haben Sie viel mehr Zeit für sich selbst (und für Ihre Lieben).

Tipps und Tricks

Besorgen Sie sich ein Sammelalbum, um Ihre Lieblingsrezepte und -ideen festzuhalten.

Es kann anstrengend und zeitaufwändig sein, sich für jede Mahlzeit etwas einfallen zu lassen. Deshalb ist es hilfreich, eine Liste mit Lieblingsrezepten und neuen Rezepten zum Ausprobieren zu haben! Wenn Sie ein Rezept finden, das Sie wirklich mögen und das Sie in Ihre Routine aufnehmen möchten, notieren Sie es oder drucken Sie es aus und tragen Sie es in Ihr eigenes Rezeptbuch ein! Ich hoffe, dass dieses Buch Ihnen helfen wird, Ihr Repertoire zu erweitern, indem es Ihnen einige neue Lieblingsrezepte vorstellt.

Wenn Sie einige Ihrer Gerichte ohne Rezept kochen wollen, sollten Sie die verwendeten Zutaten und einen allgemeinen Überblick über den Prozess festhalten, damit Sie sie wiederholen können! Sie werden ein ganz eigenes Rezeptbuch haben, das Sie persönlich ausgewählt haben.

Beziehen Sie Ihren Partner oder Ihre Familie in die Mahlzeitenzubereitung ein

Machen Sie nicht die ganze Arbeit, wenn Sie sich nicht nur für sich selbst, sondern auch für ein Familienmitglied oder einen Partner vorbereiten! Beziehen Sie Ihren Partner oder Ihre Familie in die Zubereitung mit ein und nutzen Sie sie als Gelegenheit, gemeinsam zu lachen und zu plaudern. Wenn Sie Kinder haben, geben Sie ihnen eine einfache Aufgabe, damit sie die Erfahrung machen können, wie man Essen zubereitet, und sich gleichzeitig wertvoll und nützlich fühlen, wenn sie mit ihren Eltern in der Küche stehen. Wenn Sie es schaffen, die Zeit der Essenszubereitung angenehm und entspannend zu gestalten, werden Sie viel eher geneigt sein, sich an dieses Muster zu halten!

Stellen Sie eine spezielle Box für die Zubereitung von Mahlzeiten in der Speisekammer auf.

In meiner Vorratskammer steht eine große Kiste mit Behältern, Löffeln und Messbechern sowie eine Reihe von häufig verwendeten Produkten. Ich habe Mandeln, Samen, Haferflocken, Olivenöl, Salz, Pfeffer, Kräuter, Gewürze und Konserven wie Bohnen und Mais vorrätig. Ich stelle diese Kiste auf die Theke, bevor ich mit der Essensvorbereitung beginne, denn sie enthält alles, was ich für die Zubereitung vieler Mahlzeiten brauche. Um reisefertig zu sein, muss ich nur noch meine frischen Produkte, Fleisch und Milchprodukte aus dem Kühlschrank holen. Das beschleunigt und vereinfacht das

Leben, weil ich nicht mehr in Schränken, Regalen und Schubladen nach Utensilien, Behältern und Zutaten suchen muss.

Wählen Sie einen Tag für die Essenszubereitung und sorgen Sie dafür, dass es ein entspannendes Erlebnis ist.

Wenn Sie Ihre Vorbereitungstage richtig planen, werden Sie sich auf jede Mahlzeit freuen. Wählen Sie einen Tag, an dem Sie viel Zeit für sich selbst haben, denn es sollte keine anstrengende, eilige oder mühsame Aufgabe sein. Ich bevorzuge Sonntagnachmittage und -abende, weil es sonntags nicht viele soziale oder berufliche Verpflichtungen gibt (und das sollte auch nicht der Fall sein!). Ich finde, dass ich mich dabei sehr gut entspannen kann, also beginne ich um 14.00 Uhr und lasse mir Zeit, um die Schritte durchzugehen. Ich benutze oft meinen Computer, um einen Podcast zu hören oder einen Film zu sehen, während ich in Ruhe arbeite. Das ist eine hervorragende Gelegenheit, um eine fantastische Serie zu sehen! Eines der besten Dinge an Sonntagen ist, dass sie Ihnen die Möglichkeit geben, alle Mahlzeiten für den Montagmorgen vorzubereiten und zu planen. Suchen Sie sich eine Zeit und einen Tag aus, die für Sie am günstigsten sind, und tun Sie alles, damit es ein angenehmes Erlebnis wird. Noch besser ist es, wenn Sie ein oder zwei Freunde mitbringen, um sich zu unterhalten, während Sie sich vorbereiten - vielleicht bei einer guten Flasche Wein?

9 Regeln für erfolgreiches Meal Prepping

1. Einfach halten

Beginnen Sie mit einfachen Rezepten, für die Sie nur wenige Zutaten benötigen. Ohne viele ausgefallene Zutaten oder schwierige Techniken sind die meisten Rezepte in diesem Buch unkompliziert und einfach zuzubereiten. Überfordern Sie sich nicht mit komplizierten oder schwierig zuzubereitenden Gerichten, sondern bleiben Sie bei den Grundlagen, bis Sie sich wohlfühlen und weitermachen können. Dies wird Ihre ersten Erfahrungen mit der Zubereitung vereinfachen und erleichtern und Ihnen gleichzeitig Geld und Zeit sparen.

2. Den Gefrierschrank nutzen

Im Voraus zubereitete und eingefrorene Mahlzeiten sind sehr praktisch, wenn es hektisch wird. Eine effiziente Methode zur Nutzung des Gefrierschranks besteht darin, ein Rezept für ein bestimmtes Gericht zu verdoppeln und die Hälfte der Portionen für die nächsten

Tage in den Kühlschrank und die andere Hälfte für ein späteres Abendessen in den Gefrierschrank zu legen. Sie werden es zu schätzen wissen, vor allem, wenn Sie bei der Essensvorbereitung in Verzug geraten!

3. Behalten Sie Ihre Makros im Auge: Proteine, Kohlenhydrate, Fette

Wenn Sie sich an Ihr zubereitetes Mittagessen setzen, möchten Sie nicht feststellen, dass es aufgrund eines unausgewogenen Makrogehalts entweder zu schwer oder nicht gehaltvoll genug ist. Für optimale Energie und Sättigung sollten Sie nicht vergessen, etwas Eiweiß, gesunde Fette und Vollkornkohlenhydrate einzubauen. Obwohl Sie die Rezepte Ihren Bedürfnissen und Vorlieben entsprechend abändern können, haben die meisten Rezepte in diesem Buch eine solide Makro-Balance.

4. Auffüllen der Vorräte an nicht verderblichen Lebensmitteln mit Geschmack

Mit relativ wenig zusätzlichen Kilokalorien können Kräuter, Gewürze, Essige, Öle und natürliche Aromastoffe jedes einfache Essen in ein köstliches Meisterwerk verwandeln. Außerdem müssen Sie sich keine Sorgen machen, dass Sie sie vor Ablauf des Mindesthaltbarkeitsdatums aufbrauchen, da sie sich in der Speisekammer sehr lange halten. Gönnen Sie sich einen Großeinkauf geschmacksverstärkender, natürlicher Produkte, die Sie in Ihr Mahlzeitenvorbereitungspaket aufnehmen können. Das bedeutet, dass Sie mit Grundprodukten beginnen können, die leicht zuzubereiten sind, und dann fettarme, gesunde Gewürze hinzufügen, um den Geschmack zu verändern.

5. Investition in Lagereinrichtungen

Dieser Punkt ist entscheidend. Sie brauchen Behälter, um Ihre Mahlzeiten aufzubewahren, damit Sie das Essen richtig vorbereiten können. Luftdichte Deckel auf hochwertigen Kunststoff- oder Glasbehältern sind perfekt, vor allem, wenn Sie ein Set mit verschiedenen Größen finden können. Für Snacks wie Obst- und Nussmischungen oder Frühstücksflocken wie Haferflocken und Chia-Pudding sind kleine Behälter für Einzelportionen sehr nützlich. Pyrex-Schalen mit luftdichtem Deckel sind perfekt für große Salate und Suppen. Schauen Sie sich nach einigen Vorteilspaketen um und bestimmen Sie dann eine bestimmte Box, Schublade oder einen Schrank für Ihre Mahlzeitenzubereitungsvorräte.

6. Kreativ werden mit Farbe

Die Verwendung von leuchtenden und abwechslungsreichen Farben hat mir wirklich geholfen, mich für das Kochen und den Verzehr meiner gekochten Mahlzeiten zu begeistern, wie ich während meines eigenen Essensvorbereitungsabenteuers festgestellt habe. Ein wunderschönes Gericht aus Rotkohl mit leuchtend roter Paprika und leuchtend grünem Koriander! Es sieht so gut aus, wie es schmeckt, mit sattgelben Maiskörnern, tiefschwarzen Bohnen, leuchtend roten Chilis und hellgrüner Avocado. Wenn es Ihnen so geht wie mir, werden Sie glücklich sein, wenn Sie wunderschöne, optisch ansprechende Gerichte für Ihre Vorratsbehälter kreieren. Zu den besten essbaren Farbquellen gehören frisches Obst, Gemüse, Kräuter und geschmackvolle Gewürze.

7. Sagen Sie Ihr Verlangen voraus und bereiten Sie sich entsprechend vor

Bereiten Sie keine Mahlzeit zu, wenn Sie keine Lust haben, sie zu essen. Fühlen Sie sich niemals verpflichtet, eine bestimmte Art von Lebensmitteln zu verzehren, nur weil es die gesündeste Wahl zu sein scheint. Jedes Lebensmittel kann gesund gemacht werden, auch wenn es normalerweise als Junkfood gilt. Dieses Buch enthält zum Beispiel Rezepte für schwere Nudeln und Burger, aber es sind gesunde Varianten, die gut zu Ihrer Ernährung passen. Wenn Sie etwas Süßes für den Morgen suchen, probieren Sie diese köstlichen Haferflocken mit Datteln! Für das Abendessen können Sie ein Rezept mit Süßkartoffeln und Bohnen wählen, um satt zu werden, wenn Sie Lust auf etwas Schwereres haben. Hormone, Müdigkeit und übermäßiger Genuss können dazu führen, dass wir Trostessen suchen. Das letzte Wort? Bereiten Sie die Mahlzeiten zu, die Sie in dieser Woche verzehren möchten! Auf diese Weise ist die Wahrscheinlichkeit geringer, dass Sie nach weiteren Snacks oder Mahlzeiten suchen, um sich zwischendurch satt zu essen.

8. Machen Sie einen Plan und halten Sie ihn ein

Hier ist ein wenig Strenge und Struktur gefragt. Legen Sie einen Tag und eine Uhrzeit fest, an denen Sie Ihre Vorbereitungen abschließen können, und halten Sie sich daran. Um sicherzustellen, dass Ihre Produkte und Ihr Fleisch frisch sind, sollten Sie Ihre Einkäufe noch am selben Tag erledigen. Nehmen Sie sich dann ein paar Stunden Zeit für die Zubereitung. Wenn Sie einen Vorbereitungstag verpassen und ihn nicht nachholen können, fallen Sie möglicherweise in Ihre normale Essensroutine zurück, was zu ungesunden Entscheidungen und ungleichen Portionsgrößen führen kann. Es wird so einfach sein, wenn die Routine erst einmal da ist!

9. Es soll Spaß machen

Ich glaube, dass das Kochen genauso viel Spaß machen sollte wie das Essen! Das Gleiche gilt auch für die Vorbereitung. Wenn Sie Spaß an der Sache haben, können Sie die Mahlzeiten mit einer positiven Einstellung zubereiten, was wiederum zu einer positiven Einstellung zum Essen führt. Die Planung von Mahlzeiten kann auf verschiedene Weise genussvoll gestaltet werden! Machen Sie während der Arbeit etwas, das Sie beruhigt und entspannt, z. B. Musik anmachen, ein Glas Wein trinken oder Ihre Lieblingssendung im Fernsehen sehen. Wenn Sie den Prozess so angehen, dass Sie ihn als angenehm empfinden, muss das Abnehmen nicht zur Qual werden, sondern kann eine erfüllende und angenehme Erfahrung sein.

Kapitel 2:
Erläuterung des Konzepts des Meal Prepping

Einfach ausgedrückt, ist Meal Prepping im Wesentlichen ein Prozess der strategischen Erstellung eines Plans, wie Sie Ihren Ernährungsplan vorbereiten werden.

Die Vorbereitung eines Mahlzeitenplans ist von Diät zu Diät und von Person zu Person unterschiedlich. Letztendlich geht es aber bei allen darum, den Zeitaufwand in der Küche zu minimieren und die "persönliche" Zeit zu maximieren, ohne dabei die Diät zu vernachlässigen.

Eine strenge Definition des Begriffs lautet wie folgt

"Meal Prepping ist der Prozess der Planung, was Sie essen werden (und wie Sie es zubereiten werden) vor der Zeit"

Die wichtigsten Ziele der Vorbereitung einer Mahlzeit im Voraus sind folgende

1. Wie bereits erwähnt, hilft es, viel Zeit zu sparen, indem es Ihnen eine genaue Vorstellung davon vermittelt, was Sie wann essen werden.
2. Es hilft Ihnen, eine Menge Geld zu sparen, da es Ihnen hilft, eine grobe Schätzung Ihres täglichen/wöchentlichen Budgets im Voraus zu erstellen.
3. Es hilft Ihnen, sich an Ihren vorher festgelegten Essensplan zu halten, und erhöht die Wirksamkeit Ihrer Diät.
4. Es hilft Ihnen, sich von jeglichem Stress im Zusammenhang mit Lebensmitteln zu befreien, da Sie wissen, was Sie als nächstes kochen werden.

Einige wirklich coole Ideen zur Vorbereitung von Mahlzeiten

Sie sollten bedenken, dass es im Grunde Hunderte verschiedener Ideen für die Zubereitung von Mahlzeiten gibt! Mit ein wenig Erfahrung werden Sie im Handumdrehen Ihre eigenen Ideen entwickeln können!

Die folgenden Ideen gehören zu den coolsten, die es gibt, und sollen Sie dazu inspirieren, Ihre eigenen tollen Ideen zu entwickeln - und zwar sofort!

1. **Erstellen Sie im Voraus einen Plan:** Da sich unser Buch auf eine Clean-Eating-Diät konzentriert, ist es eine gute Möglichkeit, mit der Diät zu beginnen, indem Sie einen Essensplan für 7 Tage erstellen. Das Hauptziel des Mahlzeitenplans wäre es,:

   - Erstellen Sie eine Liste mit den Rezepten, die Sie zubereiten werden und wann Sie sie zubereiten werden.
   - Sie erhalten eine Liste mit allen Zutaten, die Sie benötigen werden.
   - Geben Sie eine Schätzung der Preise für diese Zutaten ab.

2. **Halten Sie einen guten Vorrat an Einmachgläsern bereit:** Bei der Clean-Eating-Diät werden Sie eine Vielzahl von Salatrezepten zubereiten. Einmachgläser eignen sich hervorragend, um die Salate aufzubewahren. Sie müssen nur darauf achten, dass sich die Salatsoße am Boden des Glases befindet (damit sie nicht durchweicht).

3. **Drei Arten des Würzens in einer Pfanne:** Es ist tatsächlich möglich, zwei oder mehr verschiedene Fleischsorten in ein und demselben Gefäß zu würzen, indem man sie unterteilt. Nehmen Sie einfach Ihre Pfanne und legen Sie Trennwände aus Alufolie aus. Legen Sie Ihr Fleisch nebeneinander (mit der Trennwand dazwischen) und würzen Sie es entsprechend. Verwenden Sie später nur das Fleisch, das Sie für Ihr Rezept benötigen, und lassen Sie den Rest unangetastet.

4. **Kochen Sie die Eier im Ofen statt im Topf:** Das mag zunächst etwas seltsam klingen, ist aber gelinde gesagt sehr effektiv! Das Problem dabei ist die Menge der Eier, die auf einmal gekocht werden kann. Wenn Sie einen Topf von normaler Größe verwenden, können Sie wahrscheinlich maximal 5 oder 6 Eier auf einmal kochen. Wenn Sie jedoch versuchen, Ihre Eier in Muffinformen im Backofen zu backen, können Sie im Handumdrehen ein Dutzend oder perfekt hartgekochte Eier zubereiten!

5. **Bewahren Sie Ihre vorbereiteten Smoothies in Muffinförmchen auf:** Jedes Mal einen Smoothie zuzubereiten, kann für einige sehr zeitaufwändig sein. Stattdessen können Sie Ihre Smoothies vorbereiten und in Ihren Muffinformen einfrieren. Später, wenn Sie Lust auf einen leckeren Smoothie haben, geben Sie einfach einen Smoothie-Würfel in Ihr gekühltes Wasser, und schon sind Sie startklar!

6. **Braten Sie Gemüse, das die gleiche Zeit benötigt, in einer Charge:** Bei einer Clean-Eating-Diät werden Sie eine große Menge an Gemüse zubereiten. Bei dieser Technik wird die Tatsache berücksichtigt, dass viele Gemüsesorten eine ähnliche Röstzeit haben. Anstatt dieses Gemüse einzeln zu rösten, können Sie einfach Gemüselose (nach Röstzeit) zusammenstellen und jedes Gemüselos (mit ähnlicher

Röstzeit) in einem Zug rösten! Gängige Beispiele sind Champignons, Kirschtomaten und Spargel, die langsam gebraten werden, und Blumenkohl, Kartoffeln und Karotten, die schnell gebraten werden.

7. **Lernen Sie, wie man einen Spieß richtig benutzt:** Spieße sind nicht unbedingt nur für den Verzehr von Straßenfleisch geeignet. Holzspieße können Ihnen dabei helfen, die Menge an Fleisch abzumessen, die Sie auf einmal verzehren wollen. So können Sie Ihr Fleisch auf mehrere Spieße aufspießen, sie gleichmäßig aufteilen und für den Rest der Woche aufbewahren. Wenn es dann soweit ist, nehmen Sie einfach einen Spieß heraus und braten ihn!

8. **Halten Sie einen guten Vorrat an unterteilten Plastikbehältern bereit:** Wenn Sie eine Diät machen, sollten Sie unbedingt eine große Anzahl von Plastikbehältern (mit Trennwänden) bereithalten. Sie sparen eine Menge Platz und helfen dabei, die Zutaten/Mahlzeiten sauber zu trennen, um jede Art von Unordnung zu vermeiden und alles zu organisieren.

9. **Führen Sie Buch über Ihre Errungenschaften:** Zu guter Letzt sollten Sie sich immer einen Weg überlegen, wie Sie Ihre Erfolge und Errungenschaften festhalten können. Am besten tun Sie dies, indem Sie kleine, leicht zu erreichende Etappenziele festlegen, die zu Ihrem großen Ziel beitragen werden. Wenn Sie zum Beispiel 10 Pfund abnehmen wollen, setzen Sie sich 5 Etappenziele von je 2 Pfund. Sobald Sie 2 Pfund abgenommen haben, können Sie es abhaken! Dadurch fühlen Sie sich nicht nur besser, sondern werden auch motiviert, weiterzumachen und Ihr Endziel zu erreichen.

Anfängerfehler!

- Achten Sie immer darauf, dass Sie Ihre Lebensmittel nicht zu lange im Freien aufbewahren, da sie leicht mit Bakterien kontaminiert werden können.
- Wenn Sie Ihr Gemüse waschen, sollten Sie es nicht überstürzen. Nehmen Sie sich Zeit und waschen Sie es gründlich, um sicherzustellen, dass es sauber ist und keine Rückstände aufweist.
- Wenn Sie Ihr Fleisch zubereiten, achten Sie immer darauf, dass Sie es richtig erhitzen. Wenn Sie es zu wenig kochen, bleibt es roh. Andererseits wird es beim Übergaren zerstört. Am besten ist es, ein Fleischthermometer zu verwenden.

Und damit sind die Grundlagen der Mahlzeitenvorbereitung so ziemlich abgedeckt. Lassen Sie uns jetzt ein wenig über Clean Eating sprechen.

Die "Clean Eating Diät" kennenlernen

Wenn Sie die Popkultur verfolgt haben, dann haben Sie sicherlich bemerkt, dass viele berühmte Persönlichkeiten wie Katy Perry eine "saubere Diät" eingeführt haben.

Heutzutage tauchen hier und da sogar Restaurants auf, die behaupten, eine sehr gesunde "Clean Diet" zu fördern.

Aber was genau verstehen sie unter "Clean Diet"?

Nun, die Antwort ist einfach.

Streng genommen ist das Konzept des Clean Eating täuschend einfach zu verstehen. Im Gegensatz zu den meisten anderen Diäten gibt es bei Clean Eating keine Liste mit bestimmten Lebensmitteln, die Sie essen sollen. Vielmehr wird Ihnen eine neue und verbesserte Denkweise aufgezwungen, die Sie dazu ermutigt, sich von übermäßig "verarbeiteten oder raffinierten" Lebensmitteln zu lösen und sich für natürlichere Produkte zu entscheiden.

So einfach es klingt, die Herausforderung besteht vor allem darin, dass es in der heutigen Welt sehr schwer ist, Lebensmittel zu finden, die nicht "übermäßig verarbeitet" sind.

Um das zu verdeutlichen, möchte ich Ihnen die drei wichtigsten Schritte zur Identifizierung verarbeiteter Lebensmittel erläutern.

Die wichtigsten Regeln zur Erkennung verarbeiteter Lebensmittel

- Alle Lebensmittel, die Konservierungsstoffe oder zugesetzte Aromen enthalten, um die Haltbarkeit eines Produkts zu verlängern, können als verarbeitete Lebensmittel betrachtet werden.
- Alle Lebensmittel, die in ihrer natürlichen Form verändert wurden, sind als verarbeitete Lebensmittel zu betrachten. Zum Beispiel sind Brote, bei denen Kleie und Keim entfernt wurden, als verarbeitete Lebensmittel zu betrachten.
- Lebensmittel, die einen oder mehrere künstlich hergestellte Bestandteile enthalten, gelten als verarbeitete Lebensmittel.

Warum sollten Sie sich also überhaupt die Mühe machen, sich vor verarbeiteten Lebensmitteln zu schützen?

1. Sie enthalten in der Regel viel Zucker und Kohlenhydrate, was zu Krebs, Fettleibigkeit, Diabetes und verschiedenen Herzkrankheiten führt.
2. Da sie sehr leicht und billig zu bekommen sind, neigen die Menschen dazu, zu viel zu essen, was zu verschiedenen körperlichen Problemen führt.
3. Die künstlichen Aromen, Textur- und Farbstoffe, die in verarbeiteten Lebensmitteln enthalten sind, schaden dem Körper in hohem Maße.
4. Übermäßig verarbeitete Lebensmittel haben die Tendenz, den Menschen unbewusst süchtig nach ihnen zu machen.
5. Die hohe Kohlenhydratzahl führt zu plötzlichen Blutzuckerspitzen, die sich negativ auf die Gesundheit auswirken.
6. Verarbeitete Lebensmittel sind extrem nährstoffarm, und Menschen, die dazu neigen, sie ständig zu essen, bekommen im Allgemeinen Krankheiten, die mit Nährstoffmangel zusammenhängen.
7. Der geringe Anteil an Ballaststoffen in diesen Lebensmitteln führt außerdem zu verschiedenen Verdauungsproblemen.

Einige erstaunliche Vorteile von Clean Eating

- den Zustand Ihrer Zähne und Ihres Zahnfleisches zu verbessern
- Sie helfen Ihnen, Ihre Nägel zu stärken und die Qualität Ihrer Haare zu verbessern
- Befreit Sie von Lethargie und versorgt Sie mit viel Energie
- hilft Ihnen, sich von Junkfood fernzuhalten
- Verbessern Sie Ihre Immunität und schützen Sie sich vor Krankheiten
- Ihre psychische Gesundheit zu verbessern und Ihnen ein Gefühl der geistigen Ruhe zu geben
- Für einen besseren Schlaf
- Bei besserer Gesundheit können Sie sich auf Ihre Arbeit konzentrieren und Ihre Leistungen im Beruf oder in der Ausbildung verbessern.
- Ganz zu schweigen davon, dass es Ihnen helfen wird, Ihr Körperfett zu reduzieren!

Übersicht über die Grundzutaten für Clean Eating

Zu den völlig unverarbeiteten Lebensmitteln gehören:

- Alle frischen Früchte und Gemüse
- Getrocknete Hülsenfrüchte

- Alle Arten von Nüssen
- Frische Bio-Eier vom Bauernhof

Zu den geringfügig verarbeiteten Lebensmitteln gehören:

- Unraffinierte Produkte wie Nudeln, Vollkornbrot, Quinoa, Haferflocken aus Stahl und brauner Reis
- Gefrorenes Gemüse und Obst
- Grasgefüttertes Fleisch
- Hormonfreie Molkereiprodukte
- Öl

Abgesehen davon sollten Sie immer versuchen, pestizidfreie Bio-Lebensmittel zu kaufen.

Und das war's auch schon!

Sie sind nun bereit, sich auf die Suche nach einer immer stärkeren Clean Eating Ernährung zu begeben!

Frühstücks-Rezepte

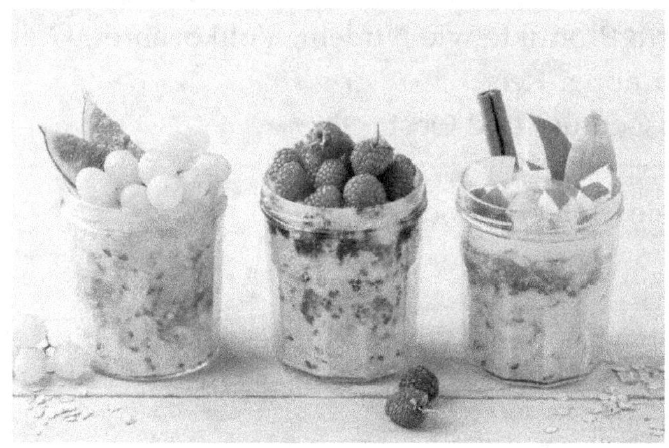

- **Dauer:** etwa 10 Minuten

Zutaten:

- 150 g Vollkorn-Haferflocken
- 2 Äpfel, mit Schale, gerieben
- 5 g. gemahlener Zimt
- 250 g Mandelmilch (oder eine andere Milch Ihrer Wahl)
- 250 g normaler, ungesüßter Joghurt

Methode:

1. In einer Schüssel die Haferflocken, den Joghurt, die Milch, den Zimt und den geriebenen Apfel vermischen. Je nachdem, welche Joghurtmarke Sie verwenden, sollte die Mischung feucht und ziemlich dick sein. Fügen Sie etwas mehr Milch oder sogar etwas Wasser hinzu, wenn die Mischung etwas zu dick oder zu trocken erscheint. Wenn Sie an der Kalorienzahl nichts ändern wollen, können Sie auch etwas Wasser hinzufügen.
2. Gießen Sie die Mischung in jede der vier Schüsseln oder Behälter, decken Sie sie ab und stellen Sie sie in den Kühlschrank.
3. Morgens einfach aus dem Kühlschrank nehmen und mit einem Löffel verzehren! Dieses kühle, herzhafte und belebende Frühstück wird Ihr Favorit sein.

Nährwertangaben pro Portion:

- Kcal : 185
- Fett: 3 g
- Eiweiß: 4 g
- Kohlenhydrate: 33 g

2. Vorgefertigte tropische Smoothie-Gefrierpakete

- **Dauer:** etwa 10 Minuten

Zutaten:

- 3 Bananen, geschält und in kleine Stücke geschnitten
- 2 frische Mangos, geschält, Fruchtfleisch in Würfel geschnitten
- 750 g gefrorene oder frische gemischte Beeren
- 500 g gehackter Grünkohl

Methode:

1. Banane, Mango, Beeren und Grünkohl in eine Schüssel geben und vermengen.
2. Die Mischung auf 7 gefriersichere Beutel aufteilen, verschließen und in den Gefrierschrank legen.
3. Geben Sie morgens einfach den Inhalt einer Packung Gefrier-Smoothies in Ihren Mixer, fügen Sie eine Tasse Wasser oder Milch hinzu (Kokosmilch passt hervorragend zu diesem Rezept!) und mixen Sie. Für eine Extraportion Nährstoffe können Sie eine Handvoll Haferflocken und etwas Joghurt hinzufügen.

Nährwertangaben pro Portion - nur mit Wasserzusatz:

- Kcal : 145
- Fett: 1 Gramm
- Eiweiß: 3 g
- Kohlenhydrate: 36 g

- **Zeit:** ca. 20 Minuten (einschließlich Kühlzeit)

Zutaten:

- 7 Eier

Methode:

1. Einen Topf mit Wasser zum Kochen bringen (so viel Wasser, dass die Eier gut bedeckt sind).
2. Verringern Sie die Temperatur leicht, damit der Kochvorgang nicht so stark ist.
3. Die Eier ganz vorsichtig mit einem großen Löffel in den Topf geben.
4. Stellen Sie den Timer auf 9 Minuten und lassen Sie die Eier leicht kochen.
5. Sobald der Timer piept, stellen Sie den Topf unter einen Wasserhahn mit kaltem Wasser, bis das gesamte Wasser im Topf kalt ist.
6. Lassen Sie die Eier etwa 10 Minuten im kalten Wasser abkühlen, bevor Sie sie in den Kühlschrank stellen.
7. Ich lasse die Schale meiner hartgekochten Eier bis kurz vor dem Verzehr dran, weil ich sie mit Schale besser aufbewahren kann.

Nährwertangaben pro Portion:

- Kcal : 70
- Fett: 5 g
- Eiweiß: 6 g
- Kohlenhydrate: 0 g

4. Vorgefertigter Obstsalat mit Zitrone und Honig

- **Dauer:** etwa 10 Minuten

Zutaten:

- 2 Bananen, in Würfel geschnitten
- 4 große Erdbeeren, in Viertel geschnitten
- 1 Apfel, entkernt, Fruchtfleisch in kleine Stücke geschnitten

- 1 Orange, in Würfel geschnitten
- 30 ml Honig
- 1 saftige Zitrone

Methode:

1. Bananen, Erdbeeren, Apfel, Orange, Honig und den Saft einer Zitrone in eine Schüssel geben und verrühren.
2. Den Obstsalat auf die 3 Behälter aufteilen, abdecken und im Kühlschrank aufbewahren.
3. Für zusätzliche Proteine können Sie einen griechischen Joghurt oder ein hart gekochtes Ei dazu servieren.

Nährwertangaben pro Portion:

- Kcal : 176
- Fett: 0 g
- Eiweiß: 2 g
- Kohlenhydrate: 46 g

5. Beeren-, Joghurt- und Chia-Töpfe

- **Dauer:** etwa 10 Minuten

Zutaten:

- 500 g gemischte Beeren (gefroren oder frisch, ich verwende gefrorene Himbeeren und Heidelbeeren)
- 90 g Chiasamen
- 250 g (8 Floz) Mandelmilch
- 100 g(4flz) kaltes Wasser
- 5 g Zimt
- 5 g Vanilleextrakt
- 250 g (8 Floz) ungesüßter Joghurt

Methode:

1. Verteilen Sie die Beeren auf Ihre 5 Töpfe oder Tassen.

2. Chiasamen, Mandelmilch, Wasser, Zimt und Vanilleextrakt in eine kleine Schüssel geben und vermengen.
3. Die Chiasamenmischung auf die 5 Töpfe aufteilen und über die Beeren löffeln.
4. Den Joghurt auf die 5 Becher aufteilen und über die Chia-Mischung löffeln.
5. Bestreuen Sie den Joghurt mit etwas Zimt und legen Sie eine zusätzliche Beere darauf (vor allem wegen des Aussehens, aber ein hübsches Frühstück ist auch ein angenehmes Frühstück).
6. Abdecken und in den Kühlschrank stellen.

Nährwertangaben pro Portion:

- Kcal : 139
- Fett: 5 g
- Eiweiß: 4 g
- Kohlenhydrate: 17 g

6. Lachs-Ei-Muffins

- **Dauer:** etwa 15 Minuten

Zutaten:

- 4 Eier
- 75 g Milch
- Salz und Pfeffer, nach Geschmack
- 1 ½ oz. Räucherlachs, in kleine Stücke geschnitten
- 15 g fein gehackter Schnittlauch

Methode:

1. Heizen Sie den Ofen auf 356 Grad Fahrenheit vor und fetten Sie 6 Muffinformen mit etwas Butter ein.
2. Geben Sie die Eier, die Milch und eine Prise Salz und Pfeffer in eine kleine Schüssel und schlagen Sie sie leicht zusammen.
3. Die Eimischung auf die 6 Muffinlöcher verteilen, dann den Lachs auf die Muffins verteilen und in jedes Loch legen, dabei leicht andrücken, damit er in die Eimischung eintaucht.

4. Jeden Muffin mit gehacktem Schnittlauch bestreuen und für etwa 8-10 Minuten in den Ofen schieben, bis er gerade fest geworden ist.
5. Etwa 5 Minuten abkühlen lassen, dann stürzen und in einem luftdichten Behälter im Kühlschrank aufbewahren.

Nährwertangaben pro Portion:

- Kcal : 93
- Fett: 6 g
- Eiweiß: 8 g
- Kohlenhydrate: 1 Gramm

7. Grüne Smoothie-Kühlpackungen

- **Dauer:** etwa 10 Minuten

Zutaten:

- 1 kg Babyspinatblätter
- 500 g gehackter roher Grünkohl
- 1 Avocado, Fruchtfleisch in Würfel geschnitten
- 2 grüne Äpfel, mit Schale, in Stücke geschnitten
- 500 g Heidelbeeren

Methode:

1. Spinat, Grünkohl, Avocado, Äpfel und Blaubeeren in eine Schüssel geben und vermengen.
2. Die Smoothie-Mischung auf die 7 Beutel aufteilen, verschließen und in den Gefrierschrank legen.
3. Für den Smoothie geben Sie den Inhalt eines Smoothie-Pakets in den Mixer und fügen Sie so viel Wasser hinzu, wie Sie für die Konsistenz des Smoothies benötigen.
4. Sie können auch Mandelmilch, Kokosnusswasser oder Joghurt verwenden, aber beachten Sie, dass sich dadurch die Nährwertangaben ändern.

Nährwertangaben pro Portion - nur mit Wasserzusatz:

- Kcal : 105
- Fett: 3 g
- Eiweiß: 2 g
- Kohlenhydrate: 18 g

8. Eingeweichte Haferflocken mit Vanille, Trockenfrüchten und Nüssen

- **Dauer:** etwa 10 Minuten

Zutaten:

- 500 g Vollkornhaferflocken.
- 750 g (24 Floz) Mandelmilch
- 15 g Vanilleextrakt
- 4 Pflaumen, in kleine Stücke gehackt.
- 4 Datteln, in kleine Stücke gehackt.
- 20 grob gehackte Mandeln.
- 12 Walnüsse grob zerkleinert.

Methode:

1. Haferflocken, Mandelmilch, Vanilleextrakt, Pflaumen, Datteln, Mandeln und Walnüsse in eine Schüssel geben und umrühren.
2. Verteilen Sie die Mischung auf die 4 Gläser, verschließen Sie sie oder decken Sie sie ab, und stellen Sie sie über Nacht in den Kühlschrank.
3. Wenn Sie morgens feststellen, dass die Haferflocken für Ihren Geschmack etwas zu steif oder trocken sind, können Sie etwas mehr Mandelmilch hinzufügen, um sie aufzulockern.

Nährwertangaben pro Portion:

- Kcal : 300
- Fett: 11 g
- Eiweiß: 9 g
- Kohlenhydrate: 41 g

- **Dauer:** etwa 15 Minuten

Zutaten:

- 30 g Kokosnussöl
- 750 g Vollkornhaferflocken
- 60 g Kokosnussraspeln
- 45 g Leinsamen
- 45 g Kürbiskerne
- 45 g. Sonnenblumenkerne
- 45 g Chiasamen
- 10 getrocknete Aprikosen, in kleine Stücke gehackt
- 5 g Zimt
- 1,5 g Meersalz

Methode:

1. Erhitzen Sie das Kokosöl in einer großen Pfanne oder einem Topf bei mittlerer Hitze.
2. Haferflocken, Kokosnuss, Leinsamen, Kürbiskerne, Sonnenblumenkerne, Chiasamen, getrocknete Aprikosen, Zimt und Meersalz hinzufügen und verrühren.
3. Die Mischung unter ständigem Rühren etwa 7 Minuten lang rösten, bis sie goldgelb und aromatisch ist (es riecht nach frischem Backwerk!).
4. Lassen Sie sie in der Pfanne abkühlen, bevor Sie sie in Ihre 7 Beutel oder Behälter füllen.
5. In der Speisekammer aufbewahren.

Nährwertangaben pro Portion:

- Kcal : 261
- Fett: 11 g
- Eiweiß: 12 g
- Kohlenhydrate: 33 g

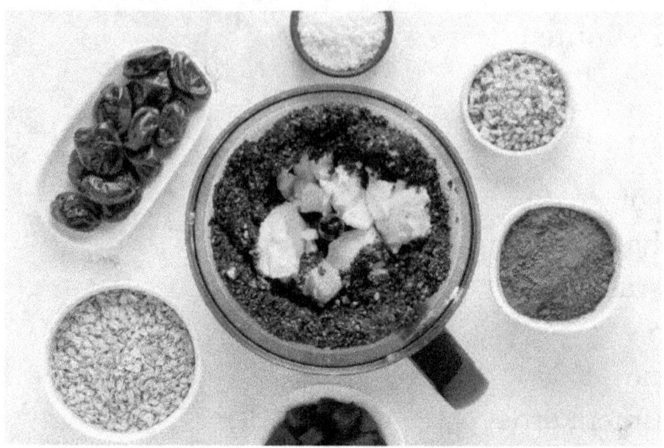

- **Dauer:** etwa 10 Minuten

Zutaten:

- 1 kg Vollkornhaferflocken
- 15 g. ungesüßtes Kakaopulver
- 15 Datteln, in kleine Stücke gehackt
- Eine Prise Salz

Methode:

1. Haferflocken, Kakao, Datteln und Salz in eine Schüssel geben und vermengen.
2. In einen großen Behälter oder 7 kleine Behälter füllen und in der Speisekammer aufbewahren.
3. Für die Haferflocken eine Portion Trockenmischung in einen Topf geben und 1,75 g Wasser oder Milch hinzufügen, umrühren und köcheln lassen, bis sie dickflüssig sind.

Nährwertangaben pro Portion:

- Kcal : 191
- Fett: 2 g
- Eiweiß: 7 g
- Kohlenhydrate: 37 g

- **Zeit:** ca. 10 Minuten (plus Kühlung über Nacht)

Zutaten:

- 90 g Chiasamen
- 250 g Vollkorn-Haferflocken
- 60 g getrocknete Kokosnuss
- 2,5 g Mandel-Essenz
- 2,5 g Vanilleextrakt
- 1 kg (32fl oz.) ungesüßte Kokosnussmilch
- 32 rohe Mandeln, grob zerkleinert

Methode:

1. Chiasamen, Haferflocken, Kokosraspeln, Mandelöl, Vanilleextrakt, Kokosmilch und rohe Mandeln in eine Schüssel geben und umrühren.
2. Auf die 4 Gläser oder Behälter aufteilen, abdecken und über Nacht in den Kühlschrank stellen.
3. Die Chiasamen dehnen sich aus und werden gelatineartig, wenn sie Feuchtigkeit aufnehmen, also rühren Sie den Pudding vor dem Verzehr gut um.

Nährwertangaben pro Portion:

- Kcal : 191
- Fett: 2 g
- Eiweiß: 7 g
- Kohlenhydrate: 37 g

12. Schalen mit Avocado, Grünkohl und gemischten Bohnen

- **Dauer:** etwa 20 Minuten

Zutaten:

- ½ Zwiebel, fein gewürfelt
- 2,5 g Paprika

- 1 frische Tomate, in Würfel geschnitten
- 1 Dose (14 oz.) schwarze Bohnen, abgetropft
- 1 Dose (14 oz.) Kidneybohnen, abgetropft
- Salz und Pfeffer, nach Geschmack
- 2 Avocados, Fruchtfleisch in Scheiben geschnitten
- 500 g gehackter Grünkohl (recht fein hacken, da Grünkohl eher zäh ist)

Methode:

1. Etwas Olivenöl in einen Topf träufeln und auf kleiner Flamme erhitzen. Zwiebeln, Paprika, Tomaten, schwarze Bohnen und Kidneybohnen hinzufügen und umrühren.
2. Bei mittlerer Hitze ca. 10 Minuten köcheln lassen, bis es sprudelt und dickflüssig ist, und mit einer Prise Salz und Pfeffer würzen.
3. Verteilen Sie die Bohnenmischung auf Ihre 4 Schalen und lassen Sie sie etwas abkühlen, bevor Sie die in Scheiben geschnittene Avocado und den Grünkohl darauf verteilen.
4. Etwas Olivenöl über den Grünkohl und die Avocado träufeln, mit Frischhaltefolie abdecken und bis zur Verwendung in den Kühlschrank stellen.

Nährwertangaben pro Portion:

- Kcal : 290
- Fett: 11 g
- Eiweiß: 12 g
- Kohlenhydrate: 38 g

13. Nicht-so-hungrige Snack-Taschen

- **Dauer:** etwa 10 Minuten

Zutaten:

- 14 Pflaumen
- 14 getrocknete Aprikosen
- 14 ganze Walnüsse
- 100 g rohe Mandeln
- 14 Macadamianüsse

* 75 g Kürbiskerne

Methode:

1. Verteilen Sie die einzelnen Zutaten auf Ihre 7 Behälter oder Beutel, verschließen Sie sie und stellen Sie sie in die Vorratskammer. Sehr einfach!
2. Wenn Sie möchten, können Sie die Stücke kleiner machen, indem Sie die Datteln, Pflaumen und Nüsse in kleine Stücke hacken, fast wie eine Studentenfuttermischung.
3. Bewahren Sie diese Beutel in Ihrer Handtasche oder auf Ihrem Schreibtisch auf, um bei Heißhungerattacken einen gesunden Snack zu erhalten.

Nährwertangaben pro Portion:

* Kcal : 276
* Fett: 18 g
* Eiweiß: 10 g
* Kohlenhydrate: 24 g

14. Joghurt mit Mango-Limetten-Geschmack

* **Dauer:** etwa 10 Minuten

Zutaten:

* 2 Mangos, Fruchtfleisch entfernt und in kleine Stücke geschnitten
* 750 g (24fl oz.) ungesüßter griechischer Joghurt
* 15 g Honig
* 1 Kalk

Methode:

1. Die Hälfte der Mango in einen Mixer geben oder einen Stabmixer verwenden und zu Brei verarbeiten.
2. Die pürierte Mango, die restlichen Mangostücke, den Joghurt, den Honig und die abgeriebene Schale einer Limette in eine Schüssel geben und gut vermengen.
3. Auf die 5 Behälter aufteilen, abdecken und im Kühlschrank aufbewahren.

4. Für einen besonderen Genuss streuen Sie vor dem Verzehr ein paar gehackte
   Mandeln oder Kokosraspeln darüber.

Nährwertangaben pro Portion:

- Kcal : 266
- Fett: 14 g
- Eiweiß: 7 g
- Kohlenhydrate: 30 g

15. Vorgefertigte Bananenpfannkuchen

- **Dauer:** ca. 25 Minuten

Zutaten:

- 2 große Bananen, geschält und in Würfel geschnitten
- 3 Eier
- 100 g gemahlene Mandeln
- 5 g Vanilleextrakt
- 2,5 g Backpulver
- Kokosnussöl, zum Braten

Methode:

1. Bananen, Eier, gemahlene Mandeln, Vanilleextrakt und Backpulver in eine
   Schüssel geben und mit einer Gabel, einem Stabmixer oder einem
   Kartoffelstampfer zerdrücken, bis eine glatte Masse entsteht.
2. Etwas Kokosöl in eine antihaftbeschichtete Pfanne träufeln und bei mittlerer Hitze
   erwärmen.
3. Pfannkuchen in die heiße Pfanne geben und auf beiden Seiten goldgelb und
   durchgebacken backen.
4. Die gebackenen Pfannkuchen in einen luftdichten Behälter geben und im
   Kühlschrank aufbewahren.
5. Vor dem Verzehr am nächsten Morgen erhitzen Sie die Pfannkuchen einfach in
   der Mikrowelle oder auf einer trockenen, heißen Pfanne, bis sie durchgebraten
   sind.
6. Mit Joghurt und Obst servieren, oder einfach pur essen!

Nährwertangaben pro Portion:

- Kcal : 170
- Fett: 11 g
- Eiweiß: 6 g
- Kohlenhydrate: 14 g

16. Frühstückskuchen mit Spinat, Pilzen und Feta

- Dauer: ca. 25 Minuten

Zutaten:

- 5 Eier
- 500 g gehackter Spinat
- 250 g in Scheiben geschnittene Champignons (jede Art)
- 2 oz. Feta-Käse, in kleine Stücke geschnitten oder zerbröckelt
- Salz und Pfeffer, nach Geschmack

Methode:

1. Heizen Sie zunächst den Ofen auf 356 Grad Fahrenheit vor und buttern Sie eine rechteckige Kuchen- oder Auflaufform aus.
2. Eier, Spinat, Champignons, Feta, Salz und Pfeffer in einer Schüssel mit einem Schneebesen verrühren.
3. Sobald die Form gebuttert ist, gießen Sie den Teig hinein und backen ihn etwa zehn Minuten lang, oder bis die Füllung gerade fest geworden ist.
4. Nach dem Abkühlen in 8 Stücke schneiden und in einem luftdichten Behälter aufbewahren.
5. Im Kühlschrank aufbewahren.

Nährwertangaben pro Portion:

- Kcal : 67
- Fett: 5 g
- Eiweiß: 5 g
- Kohlenhydrate: 1 Gramm

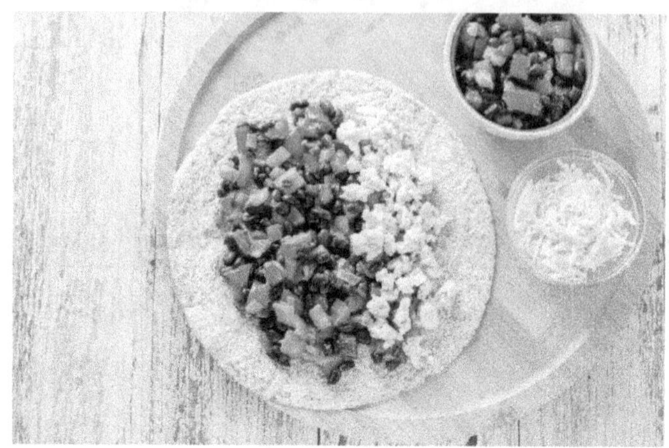

- **Dauer:** etwa 20 Minuten

Zutaten:

- zwei grob gehackte Knoblauchzehen
- Zwei rote Paprikaschoten, in dünne Scheiben geschnitten.
- Fünf Gramm Paprika
- Chilipulver, 2,5 g
- Eine Dose (14,2 Unzen) abgetropfte schwarze Bohnen
- Nach Geschmack Salz und Pfeffer hinzufügen.
- Zwei leicht geschlagene Eier.
- Vier kleine Mais- oder Weizentortillas
- Eine frische rote Chili und einen frischen Koriander fein hacken.

Methode:

1. Geben Sie eine kleine Menge Olivenöl in eine Pfanne und stellen Sie sie auf mittlere Hitze.
2. Wenn die Paprikaschoten weich sind, Knoblauch, Paprika, Chilipulver und Paprikaschoten hinzufügen und anbraten.
3. Die schwarzen Bohnen sowie etwas Salz und Pfeffer unterrühren und weiter anbraten.
4. Die Bohnen-Paprika-Mischung auf die eine Seite der Pfanne geben und die leicht geschlagenen Eier auf die andere Seite geben. Unter Rühren kochen, bis die Eier rührend und gerade gar sind.

5. Nach dem Entfernen der Wärmequelle die Tortillas auf ein Brett legen.
6. Eier, Bohnen und Paprika auf jede Tortilla geben.
7. Frischen Chili und Koriander hinzufügen und fest einwickeln.
8. Die Burritos sollten sorgfältig in den oder die Behälter gelegt, abgedeckt und gekühlt werden.

Nährwertangaben pro Portion:

- Kcal : 310
- Fett: 8 g
- Eiweiß: 14 g
- Kohlenhydrate: 45 g

18. Chorizo und Süßkartoffel-Haschee

- **Dauer:** ca. 25 Minuten

Zutaten:

- 750 g Süßkartoffel, gewürfelt (etwa 2 große Süßkartoffeln)
- 1 Chorizo-Wurst, in Scheiben geschnitten
- 250 g Blattspinat, gehackt
- 3 Eier, leicht verquirlt

Methode:

1. Die Süßkartoffeln in einen Topf geben, mit Wasser bedecken und bei mittlerer Hitze zum Kochen bringen. Unbedeckt köcheln lassen, bis die Süßkartoffeln weich, aber nicht matschig sind.
2. Geben Sie etwas Olivenöl in eine beschichtete Pfanne und erhitzen Sie sie auf mittlerer Stufe.
3. Die Chorizo in die heiße Pfanne geben und einige Minuten lang anbraten, bis sie knusprig sind und das Öl geschmolzen ist.
4. Die Süßkartoffeln in die Pfanne geben und einige Minuten lang unter Rühren anbraten; es ist in Ordnung, wenn sie ein wenig zerdrückt werden.
5. Den Spinat in die Pfanne geben und mit den Süßkartoffeln und der Chorizo vermengen, bis er verwelkt ist.

6. Das Ei über die Süßkartoffelmischung gießen und durch die Kartoffeln sickern lassen. Bei Bedarf mit einem Holzlöffel kleine Löcher machen, damit sich das Ei mit den anderen Zutaten verbinden kann.
7. Das Haschisch einige Minuten lang kochen oder bis das Ei gerade fest geworden ist.
8. In 4 Stücke schneiden und entweder in einem großen Behälter oder in 4 Einzelbehältern aufbewahren.
9. Bis zur Verwendung im Kühlschrank aufbewahren.
10. Essen Sie heiß oder kalt!

Nährwertangaben pro Portion:

- Kcal : 236
- Fett: 11 g
- Eiweiß: 12 g
- Kohlenhydrate: 24 g

19. Parfaits mit Blaubeeren und Minze

- **Dauer:** etwa 10 Minuten

Zutaten:

- 150 g Vollkorn-Haferflocken
- 250 g (8fl oz.) Mandelmilch
- 500 g (16fl oz.) ungesüßter griechischer Joghurt
- 250 g frische Blaubeeren (können auch tiefgekühlt verwendet werden, müssen nicht aufgetaut werden)
- 4 kleine frische Minzblätter, fein gehackt

Methode:

1. In einer Schüssel die Haferflocken und die Mandelmilch vermischen und umrühren (dadurch werden die Haferflocken weicher).
2. Löffeln Sie die Mandelmilch-Hafer-Mischung gleichmäßig in jeden der vier Behälter.
3. Geben Sie einen Klecks Joghurt (verwenden Sie die Hälfte des Joghurts, da Sie eine weitere Schicht hinzufügen werden) auf die Haferflocken in jedem Behälter.

4. Die Hälfte der Blaubeeren über den Joghurt in jedem der vier Behälter geben.
5. Der Joghurt wird erneut geschichtet, gefolgt von einer Schicht Blaubeeren (Sie können alle Blaubeeren auf einmal verwenden).
6. Über jedes Parfait die frische Minze streuen.
7. Bis zur Verwendung abgedeckt im Kühlschrank aufbewahren!

Nährwertangaben pro Portion:

- Kcal : 272
- Fett: 8 g
- Eiweiß: 10 g
- Kohlenhydrate: 25 g

20. Frühstückskuchen mit Erdnussbutter und Banane

- **Dauer:** etwa 20 Minuten

Zutaten:

- 3 Bananen, püriert
- 60 g natürliche Erdnussbutter (knusprig oder weich, beides ist gut)
- 3 Eier
- 250 g Mandelmehl (das kann teuer sein, also verwenden Sie einfach Vollkornmehl, wenn Sie möchten)
- 250 g (8fl oz.) Mandelmilch
- 5 g Backpulver
- 5 g Vanilleextrakt

Methode:

1. Die Ofentemperatur auf 356 Grad Fahrenheit einstellen und eine Backform mit Pergamentpapier auslegen.
2. Bananen, Erdnussbutter, Eier, Mandelmilch, Mandelmehl, Backpulver und Vanilleextrakt in eine Schüssel geben. Zum Mischen umrühren.
3. Die Mischung in die Auflaufform füllen und diese in den Ofen schieben. Etwa fünfzehn Minuten backen, oder bis die Masse fest ist.
4. Abkühlen lassen, in 8 Stücke schneiden und in einem luftdichten Behälter in den Kühlschrank stellen.

5. Warm oder kalt verzehren!

Nährwertangaben pro Portion:

- Kcal : 200
- Fett: 12 g
- Eiweiß: 7 g
- Kohlenhydrate: 16 g

Kapitel 5:
Fischrezepte

Der Tintenfisch harmoniert perfekt mit der köstlichen Guacamole!

- Vorbereitung: 10 Minuten
- Fertig in: 10 Minuten
- Servieren: 2

Zutaten:

- 2 mittelgroße Tintenfische mit geteilten Tentakeln und längs eingeritzten Röhren.
- Beträufeln mit Olivenöl
- Limettensaft von einer
- Nach Geschmack mit schwarzem Pfeffer und Salz würzen.

Für die Guacamole:

- 2 entsteinte, geschälte und in Stücke geschnittene Avocados
- ein paar Korianderquellen.
- 2 rote Chilis, 1 Tomate.
- 1 rote Zwiebel und der Saft von 2 Limetten, alles gewürfelt

Wegbeschreibung:

1. Tintenfisch und seine Tentakel sollten gut mit Salz, Pfeffer und Olivenöl gewürzt werden.
2. Auf einem vorgeheizten Grill bei mittlerer Hitze 2 Minuten lang mit der Schnittfläche nach unten garen.
3. Umdrehen und weitere 2 Minuten kochen, dann in eine Schüssel umfüllen.
4. Den Saft einer Limette hinzufügen, verrühren und warm halten.
5. Die Avocado mit einer Gabel zerdrücken, nachdem sie in eine Schüssel gegeben wurde.
6. Rühren Sie alles zusammen, nachdem Sie den Koriander, die Chilischoten, die Tomate, die Zwiebel und den Saft von 2 Limetten hinzugefügt haben.

7. Den Tintenfisch auf Tellern anrichten und die Guacamole darauf verteilen.

Ernährung:

* Kcal 500, Fett 43, Ballaststoffe 6, Kohlenhydrate 7, Eiweiß 20

22. Krabben und Blumenkohl Delight

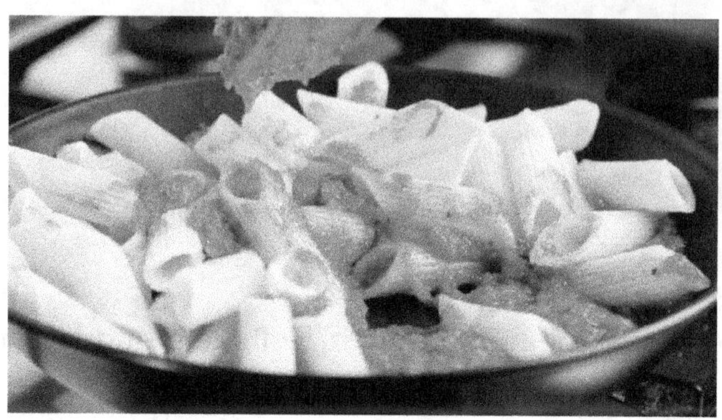

* Vorbereitung: 10 Minuten
* Fertig in: 15 Minuten
* Servieren: 2

Zutaten:

* 15 g Ghee
* 5 g Petersilie
* ein Blumenkohlkopf mit einzelnen Röschen
* 1 Pfund geschälte und entdarmte Garnelen
* Kokosnussmilch, 75 g .
* 8 Unzen grob gehackte Champignons
* etwas rote Paprikaflocken in einer Prise
* Nach Geschmack mit schwarzem Pfeffer und Salz würzen.
* 2 gehackte Knoblauchzehen
* 4 Stücke Speck
* 150 g Rinderbrühe
* 5 g fein gehackter Schnittlauch

Wegbeschreibung:

1. In einer erhitzten Pfanne wird der Speck knusprig, bevor er herausgenommen und auf Papiertüchern abgetropft wird.
2. Die Garnelen werden in 5 g Speckfett in einer separaten Pfanne bei mittlerer Hitze 2 Minuten auf jeder Seite gebraten. Die Garnelen werden dann herausgenommen und in eine Schüssel gegeben.
3. Die Pfanne auf mittlere Stufe erhitzen, dann die Pilze hinzufügen, umrühren und 3 bis 4 Minuten kochen.
4. Danach den Knoblauch und die Paprikaflocken hinzufügen und eine Minute lang kochen lassen.
5. Die Garnelen mit der Rinderbrühe, Salz und Pfeffer zurück in die Pfanne geben.
6. Umrühren und kochen, bis es gerade anfängt einzudicken, dann vom Herd nehmen und warm halten.
7. In der Zwischenzeit den Blumenkohl in der Küchenmaschine zerkleinern.
8. Diese muss in einer Pfanne erwärmt werden, bevor sie hinzugefügt, umgerührt und fünf Minuten lang gekocht wird.
9. Butter und Ghee hinzufügen und mit einem Stabmixer verrühren.
10. Mit Salz und Pfeffer abschmecken und die Mischung in Schüsseln aufteilen.
11. Mit der Krabbenmischung, dem Schnittlauch und der Petersilie garnieren.

Ernährung:

- Kcal 245,
- Fett 7
- Karben 6,
- Eiweiß 20

23. Mit Krabben gefüllter Lachs

Es wird bald zu einem Ihrer Lieblings-Keto-Rezepte werden!

- Vorbereitung: 10 Minuten
- Fertig in: 25 Minuten
- Servieren: 2

Zutaten:

- 2 Lachsfilets
- Beträufeln mit Olivenöl
- Tigergarnelen, 5 Unzen, geschält, entdarmt und geschnitten.
- 6 Champignons, in Stücke geschnitten.
- 3 grüne Zwiebeln, gewürfelt.
- 500 g Spinat
- 75 g Macadamianüsse, geröstet und gehackt
- Nach Geschmack mit schwarzem Pfeffer und Salz würzen.
- Nur eine Prise Muskatnuss
- 75 g Mayonnaise

Wegbeschreibung:

1. Das Öl in einer Pfanne bei mittlerer bis hoher Hitze erhitzen. Champignons, Zwiebeln, Salz und Pfeffer hinzufügen. Umrühren und 4 Minuten lang kochen.
2. Nach zwei Minuten Rühren die Macadamianüsse hinzufügen.
3. Nach dem Hinzufügen des Spinats eine Minute lang mixen.
4. Die Garnelen werden unter minütlichem Rühren beigefügt.
5. Die Mayonnaise und die Muskatnuss hinzugeben, nachdem man den Herd ausgeschaltet und die Mischung ein paar Minuten ruhen lassen hat.
6. In jedes Lachsfilet sollte ein Längsschnitt gemacht werden. Die Spinat-Garnelen-Mischung auf die Schlitze verteilen und mit Salz und Pfeffer würzen.
7. Den gefüllten Lachs mit der Hautseite nach unten in eine bei mittlerer Hitze vorgeheizte Pfanne geben.
8. Nach einer Minute Kochzeit die Hitze herunterdrehen, die Pfanne abdecken und weitere acht Minuten kochen lassen.
9. Drei Minuten grillen, dann auf Teller verteilen und servieren.

Ernährung:

- Kcal 430
- Fett 30
- Karben 7
- Eiweiß 50

24. Lachs mit Senfglasur

- Vorbereitung: 10 Minuten
- Fertig in 20 Minuten
- Servieren Sie: 1

Zutaten:

- Ein großes Lachsfilet
- Nach Geschmack mit schwarzem Pfeffer und Salz würzen.
- 5 g Senf
- Kokosnussöl, 15 g
- 75 g Ahorn-Extrakt

Wegbeschreibung:

1. Ahornsirup und Senf in einer Schüssel mit einem Schneebesen gut verrühren.
2. Der Lachs sollte gesalzen und gepfeffert werden, bevor er mit der Hälfte der Senfmischung bestrichen wird.
3. Der Lachs sollte mit der Fleischseite nach unten in einer mit Öl beschichteten Pfanne bei mittlerer bis hoher Hitze 5 Minuten gegart werden.
4. Die restliche Senfmischung wird auf den Lachs aufgetragen, der dann 15 Minuten bei 425 Grad F gebraten werden sollte.
5. Dazu einen leckeren Beilagensalat reichen.

Ernährung:

- Kcal 240, Fett 7, Ballaststoffe 1, Kohlenhydrate 5, Eiweiß 23

25. Unglaubliche Lachsgerichte

- Vorbereitung: 10 Minuten
- Fertig in: 15 Minuten
- Servieren: 4

Zutaten:

- 750 g Eiswasser

- 10 g Sriracha-Sauce
- 20 g Stevia
- 3 Frühlingszwiebeln, gewürfelt.
- Nach Geschmack mit schwarzem Pfeffer und Salz würzen.
- Leinsamenöl, 30 g
- ACV (Apfelweinessig) 40 g
- 45 kg Avocadoöl
- 4 mittelgroße Lachsfilets
- 1 kg Baby-Rucola
- 500 g Kohl fein gehackt.
- 7,5 g jamaikanisches Jerk-Gewürz
- 75 g Pepitas, geröstet
- 500 g Wassermelonen-Rettich, in Scheiben geschnitten

Wegbeschreibung:

1. Die Frühlingszwiebeln in eine Schüssel mit Eiswasser geben und beiseite stellen.
2. Sriracha-Sauce und Stevia in einer separaten Schüssel gut umrühren.
3. 30 g dieser Mischung zusammen mit dem Essig, Salz, Pfeffer, Leinsamenöl, Avocadoöl und der Hälfte des Avocadoöls in eine Schüssel geben. Gründlich verquirlen.
4. Der Lachs sollte mit Jerkfleisch gewürzt, mit einer Mischung aus Sriracha und Stevia eingerieben und mit Salz und Pfeffer gewürzt werden.
5. Den Lachs mit dem restlichen Avocadoöl in die Pfanne geben und mit der Fleischseite nach unten 4 Minuten braten, dann wenden und weitere 4 Minuten braten. Der Lachs sollte dann auf die Teller verteilt werden.
6. Radieschen, Kohl und Rucola in einer Schüssel mischen.
7. Nach dem Hinzufügen von Salz, Pfeffer, Sriracha und Essig gut mischen.
8. Dies neben die Lachsfilets legen, dann mit den Pepitas und den abgetropften Frühlingszwiebeln sowie der restlichen Sriracha- und Stevia-Sauce belegen.

Ernährung:

- Kcal 160
- Fett 6
- Vergaser 1
- Eiweiß 12

Es ist einfach zuzubereiten und enthält viele gesunde Zutaten! Wenn Sie eine Keto-Diät machen, probieren Sie es aus!

- Vorbereitung: 10 Minuten
- Bereit in 10 Minuten
- Servieren: 2

Zutaten:

- 6 Jakobsmuscheln
- 1 Fenchel, geputzt, Blätter gehackt und Zwiebeln in Spalten geschnitten
- Saft von ½ Limette
- 1 Limette, in Spalten geschnitten.
- Schale von 1 Limette
- 1 Eigelb
- 45 g Ghee, geschmolzen und erhitzt
- 7,5 g Olivenöl
- Salz und schwarzer Pfeffer nach Geschmack

Wegbeschreibung:

1. Die Jakobsmuscheln salzen und pfeffern, bevor sie in einer Schüssel mit der Hälfte des Limettensafts und der Hälfte der Schale vermischt werden. Durch Schwenken beschichten.
2. Salz und Pfeffer werden zusammen mit dem restlichen Limettensaft, der Schale und dem Eigelb in eine Schüssel gegeben.
3. Das geschmolzene Ghee hinzugeben und mit dem Schneebesen kräftig schlagen.
4. Die Fenchelblätter nach dem Hinzufügen unterrühren.
5. Die Fenchelspalten mit Öl bestreichen, auf den heißen Grill legen und bei mittlerer Hitze zwei Minuten grillen, umdrehen und weitere zwei Minuten grillen.
6. Die Jakobsmuscheln werden auf den Grill gelegt, zwei Minuten lang gegart und dann gewendet.
7. Jakobsmuscheln und Fenchel auf den Tellern verteilen und Limettenspalten dazu reichen. Mit der Fenchel-Ghee-Mischung beträufeln.

Ernährung:

- Kcal 400, Fett 24, Ballaststoffe 4, Kohlenhydrate 12, Eiweiß 25

27. Lachs-Zitronen-Relish

- Vorbereitung: 10 Minuten
- Fertig in: 1 Stunde
- Servieren: 2

Zutaten:

- 2 Filets vom mittelgroßen Lachs
- Nach Geschmack mit schwarzem Pfeffer und Salz würzen.
- Beträufeln mit Olivenöl
- 1 gehackte Schalotte
- 5 g Zitronensaft
- eine große Zitrone
- Olivenöl, 75 g
- 10 g fein gehackte Petersilie

Wegbeschreibung:

1. Die Lachsfilets werden in eine auf 400 Grad vorgeheizte Backform gelegt, mit Olivenöl, Salz und Pfeffer bestreut und eine Stunde lang gegart.
2. In der Zwischenzeit die Schalotte mit 5 g Zitronensaft, Salz und Pfeffer in einer Schüssel vermischen. Nach dem Umrühren sollten 10 Minuten vergehen.
3. Nachdem Sie die Zitrone in Spalten geschnitten haben, schneiden Sie die gesamte Zitrone in sehr dünne Scheiben.
4. Diese werden mit den Schalotten, der Petersilie und 75 g Olivenöl vermischt.
5. Der Lachs sollte nach dem Backen mit einem Zitronenrelish serviert werden.

Ernährung:

- Kcal 200
- fett 10
- Vergaser 5
- Eiweiß 20

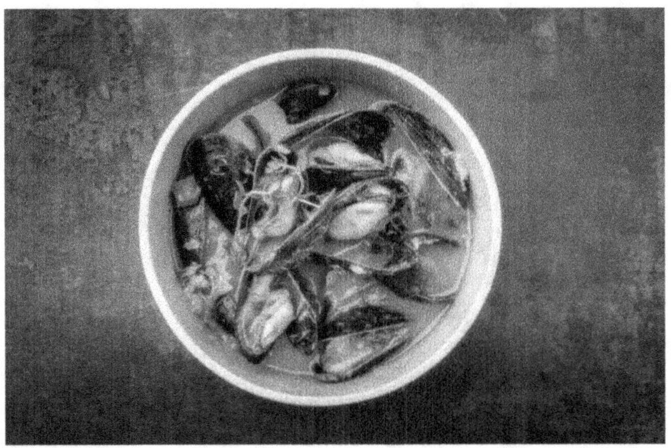

- Vorbereitung: 10 Minuten
- Fertig in: 15 Minuten
- Servieren: 6

Zutaten:

- 2 lbs. Muscheln
- 500 g Hühnerbrühe
- 28 Unzen gewürfelte oder zerdrückte Dosentomaten.
- 3 zerdrückte Knoblauchzehen
- gehackte Petersilie
- 1 gelbe Zwiebel
- 5 g rote Paprikaflocken
- Nach Geschmack mit schwarzem Pfeffer und Salz würzen.
- Olivenöl, 15 g

Wegbeschreibung:

1. In einem holländischen Ofen das Öl bei mittlerer bis hoher Hitze erhitzen. Die Zwiebel hinzufügen und drei Minuten lang rühren.
2. Die roten Paprikaflocken und der Knoblauch müssen nach dem Umrühren hinzugefügt werden.
3. Die zerkleinerten und gehackten Tomaten unter Rühren hinzufügen.
4. Mit Salz und Pfeffer abschmecken, dann die Hühnerbrühe einrühren und aufkochen lassen.

5. Gespülte Muscheln, Salz und Pfeffer hinzufügen, kochen, bis sie sich öffnen, dann herausnehmen und die nicht geöffneten Muscheln mit Petersilie mischen.
6. Pürieren, dann auf die Schalen verteilen.

Ernährung:

- Kcal 250
- Fett 3
- Vergaser 2
- Eiweiß 8

7. **Leckere Sushi-Schale**

Ein leckeres Rezept mit vielen tollen Zutaten!

- Vorbereitung: 10 Minuten
- Fertig in: 7 Minuten
- Servieren: 4

Zutaten:

- 1 Steak vom Thunfisch
- Kokosnussöl, 30 g
- ein Blumenkohlkopf mit einzelnen Röschen
- 1 entkernte, geschälte und in Scheiben geschnittene Avocado
- 1 geschredderte Gurke
- 30 g fein gehackte grüne Zwiebeln.
- 1 zerrissenes Nori-Blatt
- Nelken, die sprießen

Für das Salatdressing:

- 5 g Sesamöl
- 2/Viertel Tasse Aminosäuren aus der Kokosnuss
- 5 g Essig aus Apfelsaft.
- Ein wenig Salz hinzufügen.
- 1 Stevia-Blatt

Wegbeschreibung:

1. Die Blumenkohlröschen sollten in einer Küchenmaschine verarbeitet werden, bis sie wie Blumenkohlreis aussehen.
2. Der Thunfisch wird in einer mit Kokosöl erhitzten Pfanne bei mittlerer Hitze eine Minute auf jeder Seite gebraten und dann auf ein Schneidebrett gelegt.
3. Den Blumenkohlreis auf Schüsseln verteilen und mit Avocado, Gurke, Frühlingszwiebeln, Nelkensprossen und Nori-Stücken garnieren.
4. Sesamöl, Essig, Kokosnussaminosäuren, Salz und Stevia sollten mit einem Schneebesen in einer Schüssel vermischt werden.
5. Thunfischstücke darauf anrichten und den Blumenkohlreis und das Mischgemüse damit beträufeln.

Ernährung:

- Kcal 300, Fett 12, Ballaststoffe 6, Kohlenhydrate 6, Eiweiß 15

29. Leckerer gegrillter Schwertfisch

- Vorbereitung: 3 Stunden und 10 Minuten
- Fertig in: 10 Minuten
- Servieren: 4

Zutaten:

- 1 Zitrone, in Spalten geschnitten.
- 15 g gehackte Petersilie
- 4 Steaks vom Schwertfisch
- 3 gehackte Knoblauchzehen
- 30 ml Hühnerbrühe
- 45 g Olivenöl
- 75 g Zitronensaft.
- Mit Salz und schwarzem Pfeffer abschmecken.
- 3 g getrockneter Rosmarin
- 3 g getrockneter Salbei
- 3 g getrockneter Majoran

Wegbeschreibung:

1. Knoblauch, Zitronensaft, Olivenöl, Salz, Pfeffer, Majoran und Rosmarin in einer Schüssel mit der Hühnerbrühe vermischen.
2. Die Schwertfischsteaks werden hinzugefügt, beschichtet und für drei Stunden in den Kühlschrank gelegt.
3. Die marinierten Steaks bei mittlerer Hitze fünf Minuten auf jeder Seite grillen.
4. Auf Tellern anrichten, mit Petersilie bestreuen und Zitronenspalten anbieten.

Ernährung:

- Kcal 136, Fett 5, Ballaststoffe 0, Kohlenhydrate 1, Eiweiß 20

30. Mit Krabben gefüllter Lachs

- Vorbereitung: 10 Minuten
- Fertig in: 25 Minuten
- Servieren: 2

Zutaten:

- 2 Lachsfilets
- Ein Spritzer Olivenöl
- 5 Unzen Tigergarnelen, geschält, entdarmt und zerkleinert
- 6 Champignons, in Stücke geschnitten.
- 3 grüne Zwiebeln, gewürfelt
- 500 g Spinat
- 75 g Macadamianüsse, geröstet und gehackt
- Salz und schwarzer Pfeffer nach Geschmack
- Eine Prise Muskatnuss
- 75 g Mayonnaise

Wegbeschreibung:

1. In einer Pfanne das Öl bei mittlerer bis hoher Hitze erhitzen. Salz, Pfeffer, Zwiebeln und Pilze hinzufügen. 4 Minuten unter Rühren braten.
2. Nach zwei Minuten Rühren die Macadamianüsse hinzufügen.
3. Den Spinat hinzufügen und eine Minute lang mixen.

4. Unter ständigem Rühren werden die Krabben hinzugefügt.
5. Vom Herd nehmen und die Mischung ein paar Minuten ruhen lassen, dann die Mayonnaise und die Muskatnuss hinzufügen.
6. Jedes Lachsfilet muss mit einem Längsschnitt versehen werden. Mit Salz und Pfeffer würzen, dann die Spinat-Garnelen-Mischung auf die Scheiben verteilen.
7. Den gefüllten Lachs mit der Hautseite nach unten in eine heiße Pfanne bei mittlerer bis hoher Hitze legen.
8. Reduzieren Sie die Hitze, decken Sie die Pfanne ab und kochen Sie nach der ersten Minute weitere acht Minuten.
9. 3 Minuten grillen, dann auf Teller verteilen und servieren.

Ernährung:

- Kcal 430, Fett 30, Ballaststoffe 3, Kohlenhydrate 7, Eiweiß 50

31. Lachs mit Senfglasur

- Vorbereitung: 10 Minuten
- Fertig in: 20 Minuten
- Servieren Sie: 1

Zutaten:

- Ein großes Lachsfilet
- Nach Geschmack mit schwarzem Pfeffer und Salz würzen.
- 5 g Senf
- Kokosnussöl, 15 g
- 75 g Ahorn-Extrakt

Wegbeschreibung:

1. Ahornsirup und Senf in einer Schüssel mit einem Schneebesen gut verrühren.
2. Der Lachs sollte gesalzen und gepfeffert werden, bevor er mit der Hälfte der Senfmischung bestrichen wird.
3. Den Lachs 5 Minuten lang mit der Fleischseite nach unten in einer mit Öl beschichteten Pfanne bei mittlerer Hitze garen.
4. Der Lachs wird mit der restlichen Senfmischung bestrichen, in eine Auflaufform gelegt und 15 Minuten bei 425 Grad F gebacken.

5. Mit einer köstlichen Salatbeilage servieren.

Ernährung:

- Kcal 240, Fett 7, Ballaststoffe 1, Kohlenhydrate 5, Eiweiß 23

32. Unglaubliche Lachsgerichte

Sie werden es immer wieder machen!

- Vorbereitung: 10 Minuten
- Fertig in: 15 Minuten
- Servieren: 4

Zutaten:

- 750 g Eiswasser
- 10 g Sriracha-Sauce
- 20 g Stevia
- 3 Frühlingszwiebeln, gewürfelt
- Salz und schwarzer Pfeffer nach Geschmack
- 10 g Leinsamenöl
- 20 g Apfelessig
- 45 kg Avocadoöl
- 4 mittelgroße Lachsfilets
- 1 kg Baby-Rucola
- 500 g Kohl, fein gehackt
- 7,5 g jamaikanisches Jerk-Gewürz
- 75 g Pepitas, geröstet
- 500 g Wassermelonen-Rettich, in Scheiben geschnitten

Wegbeschreibung:

1. Die Frühlingszwiebeln in eine Schüssel mit Eiswasser geben und beiseite stellen.
2. Sriracha-Sauce und Stevia in einer separaten Schüssel gut umrühren.
3. 30 g dieser Mischung zusammen mit dem Essig, Salz, Pfeffer, Leinsamenöl, Avocadoöl und der Hälfte des Avocadoöls in eine Schüssel geben. Gründlich verquirlen.

4. Der Lachs sollte mit Jerkfleisch gewürzt, mit einer Mischung aus Sriracha und Stevia eingerieben und mit Salz und Pfeffer gewürzt werden.
5. Den Lachs mit dem restlichen Avocadoöl in die Pfanne geben und mit der Fleischseite nach unten 4 Minuten braten, dann wenden und weitere 4 Minuten braten. Der Lachs sollte dann auf die Teller verteilt werden.
6. Radieschen, Kohl und Rucola in einer Schüssel mischen.
7. Nach dem Hinzufügen von Salz, Pfeffer, Sriracha und Essig gut mischen.
8. Dies neben die Lachsfilets legen, dann mit den Pepitas und den abgetropften Frühlingszwiebeln sowie der restlichen Sriracha- und Stevia-Sauce belegen.

Ernährung:

- Kcal 160, Fett 6, Ballaststoffe 1, Kohlenhydrate 1, Eiweiß 12

33. Jakobsmuscheln und Fenchelsoße

- Vorbereitung: 10 Minuten
- Fertig in: 10 Minuten
- Servieren: 2

Zutaten:

- 6 Jakobsmuscheln
- 1 Fenchel, geputzt, Blätter gehackt und Zwiebeln in Spalten geschnitten.
- Saft von ½ Limette
- 1 Limette, in Spalten geschnitten.
- Schale von 1 Limette
- 1 Eigelb
- 45 g Ghee, geschmolzen und erhitzt.
- 7,5 g Olivenöl
- Salz und schwarzer Pfeffer nach Geschmack

Wegbeschreibung:

1. Die Jakobsmuscheln salzen und pfeffern, bevor sie in einer Schüssel mit der Hälfte des Limettensafts und der Hälfte der Schale vermischt werden. Durch Schwenken beschichten.

2. In einer Schüssel ein Eigelb mit etwas Salz, Pfeffer, dem restlichen Limettensaft und der restlichen Limettenschale verrühren.
3. Das geschmolzene Ghee hinzugeben und mit dem Schneebesen kräftig schlagen.
4. Die Fenchelblätter nach dem Hinzufügen unterrühren.
5. Die Fenchelspalten mit Öl bestreichen, auf den heißen Grill legen und bei mittlerer Hitze zwei Minuten grillen, umdrehen und weitere zwei Minuten grillen.
6. Die Jakobsmuscheln werden auf den Grill gelegt, zwei Minuten lang gegart und dann gewendet.
7. Jakobsmuscheln und Fenchel auf den Tellern verteilen und Limettenspalten dazu reichen. Mit der Fenchel-Ghee-Mischung beträufeln.

Ernährung:

- Kcal 400, Fett 24, Ballaststoffe 4, Kohlenhydrate 12, Eiweiß 25

34. Lachsschalen

- Vorbereitung: 10 Minuten
- Bereit in 15 Minuten
- Servieren: 4

Zutaten:

- 1 Pfund Lachsfilets ohne Knochen, ohne Haut und grob gewürfelt
- 200 g Hühnerbrühe
- zwei gehackte Frühlingszwiebeln
- 15 ml Olivenöl
- 200 g entsteinte und geteilte Kalamata-Oliven.
- 1 entsteinte, geschälte und grob zerkleinerte Avocado.
- 200 g junger Spinat
- eine Prise schwarzer Pfeffer und Salz
- 5 g Limettensaft
- 5 g gehacktes Basilikum.
- 75 g gehackter Koriander.

Wegbeschreibung:

1. Vergewissern Sie sich, dass die Pfanne heiß ist, bevor Sie den Lachs und die Frühlingszwiebeln dazugeben, vorsichtig schwenken und 5 Minuten lang garen.
2. Weitere 10 Minuten bei mittlerer Hitze kochen, nachdem die Oliven und die weiteren Zutaten hinzugefügt wurden.
3. Für das Mittagessen die Mischung auf Schüsseln aufteilen.

Ernährung:

- Kcal 254, Fett 17, Ballaststoffe 1,9, Kohlenhydrate 6,1, Eiweiß 20

Rezepte für Abendessen

- **Dauer:** etwa 45 Minuten

Zutaten:

- 1,5 kg gewürfelter Kürbis (ohne Schale, etwa 1 mittelgroßer Kürbis)
- 1 Zwiebel fein gehackt.
- 2 Möhren, in Würfel geschnitten.
- 750 g (24fl oz.) Hühnerbrühe
- Salz und Pfeffer, nach Geschmack
- 250 g (8fl oz.) Kokosmilch

Methode:

1. Kürbis, Zwiebel, Karotten, Brühe, Salz und Pfeffer in einem Topf vermengen. Zum Kochen bringen, dann die Hitze auf ein Köcheln reduzieren und den Topf abdecken. Etwa 25 Minuten köcheln lassen, bis das Gemüse weich ist.
2. Mit einem Stabmixer glatt pürieren.
3. Nachdem Sie die Kokosmilch in die Suppe gegeben haben, probieren Sie sie aus und fügen Sie bei Bedarf noch Salz und Pfeffer hinzu.
4. Lassen Sie die Masse etwas abkühlen, bevor Sie sie in Ihre sechs Behälter füllen, abdecken und im Gefrierschrank aufbewahren!
5. Vergessen Sie nicht, die Behälter mit Klebeband und einem Edding zu beschriften, damit Sie den Überblick behalten, wann die Suppe gekocht wurde.
6. Nehmen Sie die Suppe einfach am Morgen des Tages, an dem Sie sie zu Abend essen möchten, aus dem Gefrierschrank und lassen Sie sie auf der Küchenbank auftauen.
7. In einen Topf geben oder in einer Schüssel in der Mikrowelle erhitzen.

Nährwertangaben pro Portion:

- Kcal : 105
- Fett: 4 g
- Eiweiß: 5 g

- Kohlenhydrate: 16 g

36. Pikanter Linseneintopf mit Süßkartoffelpüree und Koriander

- **Dauer:** etwa 40 Minuten

Zutaten:

- Olivenöl
- 1 Zwiebel, fein gewürfelt
- 5 g Kreuzkümmel
- 5 g Chilipulver
- 5 g gemahlener Koriander
- 1 Dose (14 oz.) gehackte Tomaten
- 2 Dosen (14 oz.) braune Linsen, abgetropft
- Salz und Pfeffer, nach Geschmack
- 250 g (8fl oz.) Hühnerbrühe
- 2 große Süßkartoffeln, in Würfel geschnitten
- Große Handvoll Koriander, grob gehackt

Methode:

1. Etwas Olivenöl in einen Topf träufeln und auf mittlere Hitze stellen.
2. Zwiebel, Kreuzkümmel, Chili, gemahlenen Koriander, Tomaten, Linsen, Salz und Pfeffer hinzufügen und verrühren.
3. Hühnerbrühe in den Topf geben.
4. Etwa 20 Minuten köcheln lassen, bis die Masse dick und reichhaltig ist.
5. Während der Linseneintopf köchelt, die Süßkartoffeln mit einer Gabel einstechen und in der Mikrowelle auf hoher Stufe 1 Minute lang kochen, bis sie ganz weich sind.
6. Die gekochten Süßkartoffeln in Stücke schneiden und in eine Schüssel geben (ich lasse die Schale dran, sie hat Nährstoffe!), etwas Salz und Pfeffer hinzufügen und mit einer Gabel zerdrücken.
7. Das Süßkartoffelpüree auf die 6 Behälter verteilen, dann den Linseneintopf auf die Behälter aufteilen und über die Süßkartoffeln löffeln.
8. Mit frischem Koriander bestreuen, abdecken und bis zur Verwendung in den Kühlschrank oder das Gefrierfach (oder beides, 3 einfrieren, 3 in den Kühlschrank!) legen.

Nährwertangaben pro Portion:

- Kcal : 270
- Fett: 5 g
- Eiweiß: 19 g
- Kohlenhydrate: 34 g

37. Regenbogen-Hühnersalat

- **Dauer:** ca. 30 Minuten

Zutaten:

- 2 Hühnerbrüste
- Olivenöl
- Salz und Pfeffer, nach Geschmack
- ½ Kopf Rotkohl, in dünne Scheiben geschnitten
- 2 Möhren, gerieben.
- 250 g gewürfelte Salatgurke
- 2 gelbe Paprikaschoten, entkernt und in dünne Scheiben geschnitten.
- ½ Kopf Eisbergsalat, grob zerkleinert
- 2 Tomaten, in Würfel geschnitten
- 30 g Balsamico-Essig gemischt mit 30 g Olivenöl

Methode:

1. Schalten Sie den Ofen auf 356 Grad F ein. Legen Sie ein Backblech mit Pergamentpapier aus.
2. Nachdem Sie die Hähnchenbrüste auf das Blech gelegt und mit Salz, Pfeffer und Olivenöl gewürzt haben, backen Sie sie etwa 25 Minuten lang oder bis sie durchgebraten sind.
3. Die gekochten Hühnerbrüste sollten in dünne Scheiben geschnitten werden.
4. Kohl, Karotten, Gurken, Paprika, Salat, Tomaten, Olivenöl, Balsamico-Essig und Hähnchen in eine große Schüssel geben. Vorsichtig schwenken, um das Öl und den Essig zu verteilen.
5. Verteilen Sie den Salat auf Ihre sechs Behälter, decken Sie ihn ab und stellen Sie ihn in den Kühlschrank, damit er frisch bleibt, bis Sie ihn brauchen!
6. Verbrauchen Sie drei Nächte nach der Zubereitung (3 Abendessen für 2 Personen).

Nährwertangaben pro Portion:

- Kcal : 205
- Fett: 6 g
- Eiweiß: 22 g
- Kohlenhydrate: 15 g

38. Gemüsestapel mit Feta und Minze

- **Dauer:** ca. 25 Minuten

Zutaten:

- 8 große Portobello-Pilze
- 2 große Zucchini, der Länge nach in Scheiben geschnitten
- 1 große Aubergine, in 8 Scheiben geschnitten
- 2 große Tomaten, in Scheiben geschnitten
- Dreißig Gramm Olivenöl
- zwei zerdrückte Knoblauchzehen
- Nach Geschmack Salz und Pfeffer hinzufügen.
- 3,5 Unzen Feta-Käse
- Eine kleine Handvoll frischer Minzblätter

Methode:

1. Schalten Sie den Ofen auf 356 Grad F ein. Legen Sie ein Backblech mit Pergamentpapier aus.
2. Die Tomaten-, Auberginen-, Zucchini- und Pilzscheiben auf dem Blech verteilen. Mit dem Olivenöl, Knoblauch, Salz und Pfeffer beträufeln.
3. Das Blech in den Ofen schieben und etwa 20 Minuten lang backen, bis sie weich und golden sind.
4. Schichten Sie die folgenden Zutaten übereinander: Champignons, Feta, Tomatenscheiben, Feta, Zucchinischeiben, Auberginenscheiben, Minze und Minze.
5. Wenn Sie möchten, stecken Sie einen Spieß in die Mitte jedes Stapels, um sie zusammenzuhalten!
6. Wenn Sie sie nicht verwenden, packen Sie sie in Ihre Behälter, decken Sie sie ab und bewahren Sie sie im Kühlschrank auf.

Nährwertangaben pro Portion:

- Kcal : 230
- Fett: 12 g
- Eiweiß: 10 g
- Kohlenhydrate: 18 g

39. Spieße mit Lamm und roten Zwiebeln

- **Dauer:** ca. 25 Minuten

Zutaten:

- 4 Lammkeulensteaks, in Würfel geschnitten
- 2 rote Zwiebeln, in je 6 Spalten geschnitten
- 30 g Olivenöl
- Salz und Pfeffer, nach Geschmack
- 8 Spieße

Methode:

1. Heizen Sie den Ofen auf 400 Grad vor und legen Sie ein Backblech mit Backpapier aus.
2. Die Spieße abwechselnd mit Lammfleisch und Zwiebeln bestücken, bis sie voll sind (dabei auf beiden Seiten der Spieße einen Zentimeter frei lassen, damit man sie leicht aufheben kann).
3. Die Zwiebel und das Lamm mit Olivenöl einreiben, mit Salz und Pfeffer bestreuen und auf das Blech legen.
4. Das Blech in den Ofen schieben und etwa 20 Minuten backen, dabei einmal wenden, bis die Zwiebeln gar sind und anfangen, golden zu werden, und das Lammfleisch gar, aber innen noch rosa ist.
5. Lassen Sie die Spieße etwas abkühlen, bevor Sie sie in ein großes Gefäß packen, abdecken und bis zur Verwendung im Kühlschrank aufbewahren.

Nährwertangaben pro Portion:

- Kcal : 270
- Fett: 19 g

- Eiweiß: 27 g
- Kohlenhydrate: 4 g

40. Veggie-Burger Patties

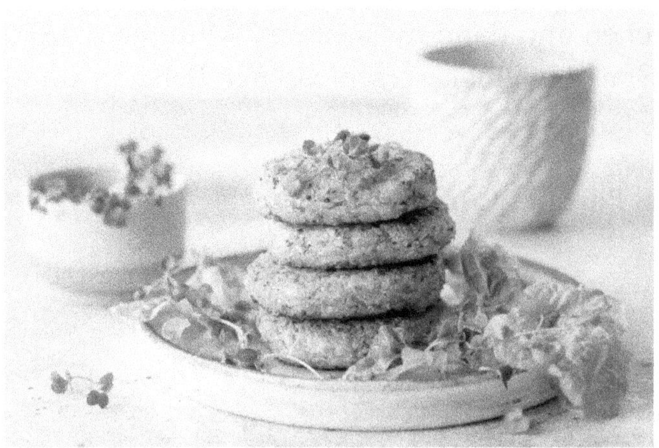

- **Dauer:** ca. 25 Minuten

Zutaten:

- 5 Portobello-Pilze, in kleine Stücke geschnitten
- 250 g Maiskörner
- 250 g Kichererbsen, abgetropft und abgespült
- 2 Eier, leicht verquirlt
- 250 g Mandelmehl
- Eine große Handvoll frische Petersilie, fein gehackt
- 5 g gemahlener Kreuzkümmel
- 5 g gemahlener Koriander
- 5 g Chilipulver
- Salz und Pfeffer, nach Geschmack

Methode:

1. Schalten Sie den Ofen auf 356 Grad F ein. Legen Sie ein Backblech mit Pergamentpapier aus.
2. Alles zusammen in einer großen Schüssel mit einer Prise Salz und Pfeffer vermengen.
3. Kräftig mischen, bis alles gut vermischt ist.

4. Aus dem Teig acht dicke Patties formen.

5. Nachdem Sie die Fladen auf das Backblech gelegt haben, schieben Sie es in den Ofen.

6. Auf jeder Seite etwa 7 Minuten backen, oder bis die Patties durchgebraten und außen goldbraun sind (einfach das Backblech herausnehmen, die Patties nach 7 Minuten umdrehen und dann für weitere 7 Minuten in den Ofen schieben).

7. Legen Sie den Stapel in einen verschlossenen Behälter und kühlen Sie ihn bis zur Verwendung.

Nährwertangaben pro Portion: Pro Frikadelle

- Kcal : 130
- Fett: 4 g
- Eiweiß: 7 g
- Kohlenhydrate: 14 g

41. Mexikanisch inspirierte Shepherd's Pie

- **Dauer:** etwa 45 Minuten

Zutaten:

- Olivenöl
- 1 Zwiebel, fein gewürfelt
- 17 oz. Rinderhackfleisch
- 2 Dosen (14 oz.) schwarze Bohnen, abgetropft
- 5 g Chilipulver
- 5 g Koriander
- 1 Dose (14 oz.) gehackte Tomaten
- 2 große Süßkartoffeln, in Würfel geschnitten
- Salz und Pfeffer, nach Geschmack
- Große Handvoll Koriander, grob gehackt

Methode:

1. Die Temperatur des Ofens auf 356°F einstellen.
2. Geben Sie ein wenig Olivenöl in einen großen Topf und stellen Sie ihn auf mittlere Hitze.

3. Die Zwiebeln in den Topf geben und kochen, bis sie weich sind.
4. Wenn das Rinderhackfleisch hinzukommt, braten Sie es an, bis es gebräunt ist.
5. Die Dosentomaten, den Koriander, das Chilipulver und die schwarzen Bohnen verrühren.
6. Während Sie die Süßkartoffeln zubereiten, lassen Sie sie etwa zehn Minuten köcheln.
7. Nachdem Sie die Süßkartoffeln mehrmals eingestochen haben, geben Sie sie in die Mikrowelle und kochen sie auf HIGH für jeweils eine Minute oder bis sie ganz weich sind.
8. Die Süßkartoffeln in kleine Stücke schneiden und in eine Schüssel geben. Mit einer Gabel oder einem Kartoffelstampfer zerdrücken und mit etwas Salz und Pfeffer verrühren.
9. Die Hackfleisch-Bohnen-Mischung in eine große Auflaufform geben und den Boden mit Süßkartoffelpüree bedecken.
10. Den Koriander auf die Oberfläche der Süßkartoffeln geben.
11. In den Ofen schieben und etwa 30 Minuten lang goldgelb backen.
12. Nach dem Abkühlen in acht Stücke schneiden, in einem luftdichten Behälter stapeln und im Kühlschrank oder Gefrierfach aufbewahren, bis man sie braucht.

Nährwertangaben pro Portion:

- Kcal : 210
- Fett: 5 g
- Eiweiß: 18 g
- Kohlenhydrate: 21 g

42. Mangold-Ricotta-Kuchen ohne Kruste

- **Dauer:** ca. 30 Minuten

Zutaten:

- Butter oder Speiseölspray
- 5 Eier
- 9 oz. Ricotta-Käse
- 1 kg geschredderter Mangold
- Eine Zwiebel, fein gehackt
- Geriebener Cheddar-Käse, 100 g

- Eine Handvoll frisch gehackte Petersilie.
- Zwei Gramm Backpulver
- Nach Geschmack Salz und Pfeffer hinzufügen.

Methode:

1. Schalten Sie den Ofen auf 356 Grad F ein. Fetten Sie eine Auflaufform mit Kochspray oder Butter ein.
2. Alle Zutaten in eine Schüssel geben, mit einer Prise Pfeffer und Salz würzen und mit einem Schneebesen gut verrühren.
3. In die vorbereitete Auflaufform geben und in den Ofen schieben.
4. Etwa fünfundzwanzig Minuten backen, oder bis die Oberseiten anfangen, golden zu werden.
5. In ein halbes Dutzend Stücke schneiden, in die Behälter Ihrer Wahl füllen, verschließen und bis zur Verwendung kühl oder gefroren halten!
6. Servieren Sie diesen Kuchen ohne Kruste mit einem kleinen Klecks Tomaten-Relish auf der Seite.

Nährwertangaben pro Portion:

- Kcal : 200
- Fett: 14 g
- Eiweiß: 14 g
- Kohlenhydrate: 4 g

43. Steak und Nudelsalat

- **Dauer:** ca. 25 Minuten

Zutaten:

- 3 große Zucchinis, mit einem Spiralisierer in Nudeln geschnitten.
- Salz und Pfeffer, nach Geschmack
- Olivenöl
- 2 Lendensteaks (oder 1 richtig großes, nach eigenem Ermessen, wie viel Steak Sie für jede Portion benötigen)
- Saft einer Zitrone, gemischt mit 30 g Olivenöl.
- 30 g Sesamkörner

Methode:

1. Die Zucchininudeln in eine mikrowellengeeignete Schüssel geben und eine Minute lang kochen. Achten Sie darauf, sie nicht zu lange zu kochen - sie sollen nicht matschig werden! Eine Prise Salz und Pfeffer hinzufügen und beiseite stellen.
2. In einer antihaftbeschichteten Pfanne eine kleine Menge Olivenöl bei starker Hitze erwärmen.
3. Nachdem Sie Ihr Steak in einer heißen Pfanne bis zum gewünschten Gargrad gebraten haben, legen Sie es zum Ruhen auf ein Brett. Zu diesem Zeitpunkt können Sie das Steak mit Salz und Pfeffer würzen.
4. Die Pfanne weiter erhitzen, dann die Sesamkörner hinzufügen und im restlichen Steaksaft rösten, bis sie duften und golden sind.
5. Das Steak in dünne Scheiben schneiden und in die Schüssel mit den Zoodles geben. Das Zitronendressing, die Sesamsamen und das Olivenöl unterrühren.
6. Füllen Sie alles in den oder die Behälter Ihrer Wahl, decken Sie sie ab und stellen Sie sie in den Kühlschrank, bis Sie sie brauchen!
7. Dieser Salat schmeckt hervorragend kalt, direkt aus dem Kühlschrank.

Nährwertangaben pro Portion:

- Kcal : 365
- Fett: 22 g
- Eiweiß: 36 g
- Kohlenhydrate: 7 g

44. Gebratener brauner Reis mit Hühnerfleisch und Veggie-Juwelen

- **Dauer:** ca. 35 Minuten

Zutaten:

- 2 große Hühnerbrüste
- Olivenöl
- Salz und Pfeffer
- 5 g Chiliflocken
- 150 g trockener brauner Reis
- 1 Knoblauchzehe, zerdrückt

- 2 rote Paprikaschoten, entkernt und in kleine Stücke geschnitten
- 2 Frühlingszwiebeln, fein gehackt
- 8 Spargelstangen, in kleine Stücke geschnitten (in der gleichen Größe wie die Paprikastücke)
- 2 Möhren, geschält und in Stücke geschnitten, die zu den Spargel- und Paprikastücken passen.
- 30 g Olivenöl gemischt mit 15 g Sojasauce

Methode:

1. Schalten Sie den Ofen auf 356 Grad F ein. Legen Sie ein Backblech mit Pergamentpapier aus.
2. Nachdem Sie die Hähnchenbrüste auf das Blech gelegt und mit Salz, Pfeffer und Chiliflocken gewürzt haben, backen Sie sie etwa 20 Minuten lang, oder bis sie durchgebraten sind.
3. Bevor Sie das Hähnchen in kleine Stücke schneiden, lassen Sie es ein paar Minuten ruhen.
4. Während das Huhn kocht, den Reis zubereiten. Den braunen Reis mit 500 g Wasser in einen Topf geben, bei starker Hitze zum Kochen bringen, dann die Hitze auf ein Köcheln reduzieren und zugedeckt kochen, bis der Reis gar ist und das Wasser verdampft ist.
5. Sie können für diesen Schritt einen Wok oder eine Pfanne verwenden, aber ich verwende einfach den Topf, in dem der Reis gekocht wurde, um mir einen weiteren Abwasch zu sparen! Knoblauch, Paprika, Frühlingszwiebeln, Spargel und Karotten in den Topf mit dem Reis geben. Die Mischung aus Olivenöl und Sojasauce hinzugeben. Drehen Sie die Hitze hoch und rühren Sie weiter, während das Gemüse im Reis gart! Es funktioniert tadellos.
6. Wenn das Huhn gar ist, hacken Sie es und geben es in den Topf. Rühren Sie alles zusammen und lassen Sie es abkühlen, bevor Sie es in Behälter umfüllen. Abdecken und im Kühlschrank oder Gefrierfach aufbewahren, bis Sie es brauchen.

Nährwertangaben pro Portion:

- Kcal : 420
- Fett: 12 g
- Eiweiß: 21 g
- Kohlenhydrate: 61 g

- Vorbereitung: 15 min
- Garen : 20 min
- Reicht für: 4

Zutaten:

- 500 g Hähnchenbrust, in dünne Scheiben geschnitten
- 200 g Brokkoli, Röschen
- 150 g Möhren, in feine Scheiben geschnitten
- 100 g Paprikaschoten, in Scheiben geschnitten
- 50 Gramm Zuckerschoten
- 30 Milliliter Sojasauce
- 15 Milliliter Sesamöl
- 10 Gramm fein gehackter Ingwer
- 5 g Knoblauch, gehackt
- 5 ml Olivenöl

Wegbeschreibung:

1. In einem Wok bei mittlerer Hitze das Olivenöl erhitzen.
2. Das Hähnchen unter Rühren anbraten, bis es gut durchgebraten ist.
3. Knoblauch und Ingwer hinzufügen und eine Minute lang umrühren.
4. Das Gemüse in Sojasauce, Sesamöl und Gemüse unter Rühren anbraten, bis es weich wird.
5. Auf den braunen Reis geben.

Ernährung:

- Kcal : 320
- Eiweiß: 28 g
- Fett: 12 g
- Kohlenhydrate: 25 g

- Vorbereitung: 10 min
- Garen : 15 min
- Reicht für: 3

Zutaten:

- 200 g Quinoa, gekocht.
- 200 g schwarze Bohnen, in Dosen, abgetropft
- 150 g Kirschtomaten, halbiert
- 100 g Salatgurke, gewürfelt
- 50 g rote Zwiebel, fein gehackt
- 30 ml Olivenöl
- 15 ml Limettensaft
- 10 g Koriander, gehackt
- Salz und Pfeffer nach Geschmack

Wegbeschreibung:

1. In einer großen Schüssel Quinoa, schwarze Bohnen, Tomaten, Gurken und rote Zwiebeln vermengen.
2. In einer kleinen Schüssel das Olivenöl, den Limettensaft, den Koriander, das Salz und den Pfeffer vermischen.
3. Nach dem Hinzufügen des Dressings zur Quinoa-Mischung gut mischen.

Ernährung:

- Kcal : 290
- Eiweiß: 10 g
- Fett: 14 g
- Kohlenhydrate: 30 g

47. Lachs-Spargel-Päckchen

- Vorbereitung: 15 min
- Garen : 25 min
- Reicht für: 2

Zutaten:

- Lachsfilets, 300 g
- 200 g geputzter Spargel
- Zehn Milliliter Olivenöl
- Fünf Milliliter Zitronensaft
- 5 Gramm gehackter Dill
- Nach Geschmack Salz und Pfeffer hinzufügen.

Wegbeschreibung:

1. Die Ofentemperatur auf 200°C (392°F) einstellen.
2. Jedes Lachsfilet mit einem Stück Folie auslegen.
3. Den Spargel um den Lachs herum anrichten, dann mit Dill, Salz und Pfeffer bestreuen und mit Olivenöl und Zitronensaft beträufeln.
4. Nach dem Verschließen zwanzig bis fünfundzwanzig Minuten backen.

Ernährung:

- Kcal : 380
- Eiweiß: 32 g
- Fett: 25 g
- Kohlenhydrate: 5 g

48. Curry aus Süßkartoffeln und Kichererbsen

- Vorbereitung: 20 min
- Garen : 30 min
- Reicht für: 4

Zutaten:

- 400 g Süßkartoffeln, geschält und gewürfelt
- 200 g Kichererbsen, in Dosen, abgetropft
- 150 g Spinat
- 100 g Zwiebel, gewürfelt
- 50 g Currypaste
- 300 ml Kokosnussmilch

- 15 ml Olivenöl
- Salz und Pfeffer nach Geschmack

Wegbeschreibung:

1. Zwiebeln in einem großen Topf in Olivenöl anbraten, bis sie glasig sind.
2. Nach dem Hinzufügen der Kichererbsen, Süßkartoffeln und Currypaste umrühren.
3. Nach dem Hinzufügen der Kokosmilch die Süßkartoffeln kochen, bis sie weich werden.
4. Spinat hinzufügen und umrühren, bis er welk wird.

Ernährung:

- Kcal : 320
- Eiweiß: 8 g
- Fett: 18 g
- Kohlenhydrate: 35 g

49. Spieße mit Rindfleisch und Brokkoli

- Vorbereitung: 15 min
- Garen : 15 min
- Reicht für: 3

Zutaten:

- 400 g Rinderlende, in Würfel geschnitten
- 200 g Brokkoli-Röschen
- 50 ml Sojasauce
- 30 ml Honig
- 15 ml Sesamöl
- 5 ml Ingwer, gerieben
- 5 ml Knoblauch, gehackt
- Holzspieße, in Wasser eingeweicht

Wegbeschreibung:

1. Sojasauce, Honig, Sesamöl, Ingwer und Knoblauch in einer Schüssel vermengen.
2. Rindfleisch und Brokkoli auf Spieße stecken.
3. Die Spieße mit der Sauce bestreichen und 6-8 Minuten pro Seite grillen.

Ernährung:

- Kcal : 350
- Eiweiß: 25 g
- Fett: 15 g
- Kohlenhydrate: 25 g

50. Linsen-Gemüse-Eintopf

- Vorbereitung: 20 min
- Garen : 40 min
- Reicht für: 6

Zutaten:

- 250 g getrocknete grüne Linsen, abgespült
- 200 g Möhren, gewürfelt
- 150 g Staudensellerie, gewürfelt
- 100 g Zwiebel, gewürfelt
- 2 Knoblauchzehen, gehackt
- 1 Liter Gemüsebrühe
- 30 ml Tomatenmark
- 15 ml Olivenöl
- 5 g Thymian, gehackt
- Salz und Pfeffer nach Geschmack

Wegbeschreibung:

1. Knoblauch und Zwiebeln in einer Pfanne mit Olivenöl anbraten, bis sie aromatisch sind.
2. Die Brühe, das Tomatenmark, die Karotten, den Sellerie und die Linsen zum Kochen bringen.

3. Die Linsen auf kleiner Flamme köcheln lassen, bis sie weich werden.
4. Mit Pfeffer, Salz und Thymian abschmecken.

Ernährung:

* Kcal : 280
* Eiweiß: 16 g
* Fett: 5 g
* Kohlenhydrate: 40 g

51. Nudeln mit Garnelen und Zucchini

* Vorbereitung: 15 min
* Garen : 10 min
* Reicht für: 2

Zutaten:

* 300 g geschälte und entdarmte Garnelen
* 200 Gramm spiralisierte Zucchini
* 100 g halbreife Kirschtomaten
* 30 Milliliter Olivenöl
* 15 Milliliter Zitronensaft
* 10 g gehackte Petersilie
* 5 g Flocken von rotem Pfeffer
* Nach Geschmack Salz und Pfeffer hinzufügen.

Wegbeschreibung:

1. In einer Pfanne bei mittlerer Hitze die Garnelen zugeben und kochen, bis sie undurchsichtig sind.
2. Die Kirschtomaten und die Zucchininudeln dazugeben und gut durchkochen.
3. Mit Zitronensaft beträufeln und mit Petersilie und roten Paprikaflocken bestreuen.

Ernährung:

* Kcal : 280
* Eiweiß: 25 g

- Fett: 15 g
- Kohlenhydrate: 15 g

52. Mit Spinat und Feta gefüllte Hähnchenbrust

- Vorbereitung: 20 min
- Garen : 30 min
- Reicht für: 4

Zutaten:

- 500 g Hühnerbrüste
- 200 g Spinat, gekocht und abgetropft
- 150 g Fetakäse, zerkrümelt
- 100 g sonnengetrocknete Tomaten, gewürfelt
- 10 ml Olivenöl
- 5 ml Zitronensaft
- Salz und Pfeffer nach Geschmack

Wegbeschreibung:

1. Die Ofentemperatur auf 200°C (392°F) einstellen.
2. Hähnchenbrüste mit Salz und Pfeffer bestreuen und mit Schmetterlingen belegen.
3. Hähnchen mit einer Mischung aus Spinat, Feta und sonnengetrockneten Tomaten füllen.
4. Mit Zitronensaft und Olivenöl beträufeln und 25 bis 30 Minuten backen.

Ernährung:

- Kcal : 340
- Eiweiß: 35 g
- Fett: 18 g
- Kohlenhydrate: 8 g

- Vorbereitung: 15 min
- Garen : 20 min
- Reicht für: 4

Zutaten:

- 400 g Putenhackfleisch
- 200 g Süßkartoffeln, gewürfelt
- 150 g Paprikaschoten, in Scheiben geschnitten
- 100 g schwarze Bohnen, in Dosen, abgetropft
- 50 g Maiskörner
- 30 ml Taco-Gewürz
- 15 ml Olivenöl
- 5 g Koriander, gehackt
- Salz und Pfeffer nach Geschmack

Wegbeschreibung:

1. In einer Pfanne den Truthahn in Olivenöl anbraten.
2. Süßkartoffeln, Paprika, schwarze Bohnen, Mais und Taco-Gewürz hinzufügen; kochen, bis die Süßkartoffeln weich sind.
3. Mit Koriander garnieren.

Ernährung:

- Kcal : 310
- Eiweiß: 25 g
- Fett: 15 g
- Kohlenhydrate: 20 g

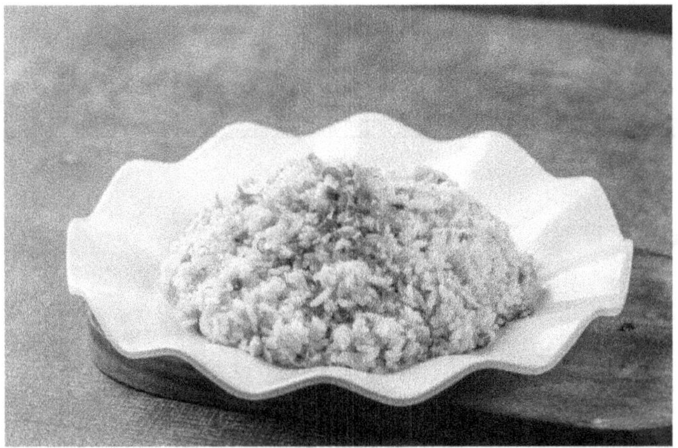

- Vorbereitung: 10 min
- Garen : 15 min
- Reicht für: 3

Zutaten:

- 300 g gekochter Jasminreis, gekühlt
- 200 g Garnelen, gekocht und zerkleinert
- 100 g Erbsen
- 50 g Möhren, gewürfelt
- 2 Eier, verquirlt
- 30 ml Sojasauce
- 15 ml Sesamöl
- 5 ml Pflanzenöl

Wegbeschreibung:

1. Pflanzenöl in einem Wok erhitzen und die Eier darin verrühren.
2. Reis, Garnelen, Erbsen und Karotten hinzufügen und unter Rühren anbraten, bis sie durch sind.
3. Mit Sojasauce und Sesamöl beträufeln und durchschwenken.

Ernährung:

- Kcal : 290

- Eiweiß: 15 g
- Fett: 10 g
- Kohlenhydrate: 35 g

55. Mediterraner Kichererbsensalat

- Vorbereitung: 15 min
- Garen : 0 min
- Reicht für: 4

Zutaten:

- 400 g Kichererbsen, in Dosen, abgetropft
- 200 g Salatgurke, gewürfelt
- 150 g Kirschtomaten, halbiert
- 100 g Fetakäse, zerkrümelt
- 50 g rote Zwiebel, fein gehackt
- 30 ml Olivenöl
- 15 ml Rotweinessig
- 10 g Oregano, gehackt
- Salz und Pfeffer nach Geschmack

Wegbeschreibung:

1. Kichererbsen, Gurken, Tomaten, Feta und rote Zwiebeln sollten in einer Schüssel vermischt werden.
2. Olivenöl, Rotweinessig, Oregano, Salz und Pfeffer werden miteinander verquirlt.
3. Den Salat mit dem Dressing beträufeln und durchschwenken.

Ernährung:

- Kcal : 280
- Eiweiß: 12 g
- Fett: 14 g
- Kohlenhydrate: 30 g

- Vorbereitung: 20 min
- Garen : 15 min
- Reicht für: 3

Zutaten:

- 300 g fester Tofu, gewürfelt
- 200 g Brokkoli, Röschen
- 150 g Zuckerschoten
- 100 g Möhren, in feine Scheiben geschnitten
- 30 ml Teriyaki-Sauce
- 15 ml Sesamöl
- 10 ml Sojasauce
- 5 ml Ingwer, gerieben
- 5 ml Knoblauch, gehackt
- 5 ml Pflanzenöl

Wegbeschreibung:

1. Tofu auspressen, um überschüssiges Wasser zu entfernen, dann in Pflanzenöl unter Rühren goldgelb anbraten.
2. Brokkoli, Zuckerschoten und Karotten hinzufügen und unter Rühren braten, bis das Gemüse weich ist.
3. Teriyaki-Sauce, Sesamöl, Sojasauce, Ingwer und Knoblauch mischen und mit Tofu und Gemüse vermengen.

Ernährung:

- Kcal : 320
- Eiweiß: 18 g
- Fett: 20 g
- Kohlenhydrate: 25 g

Dessert-Rezepte

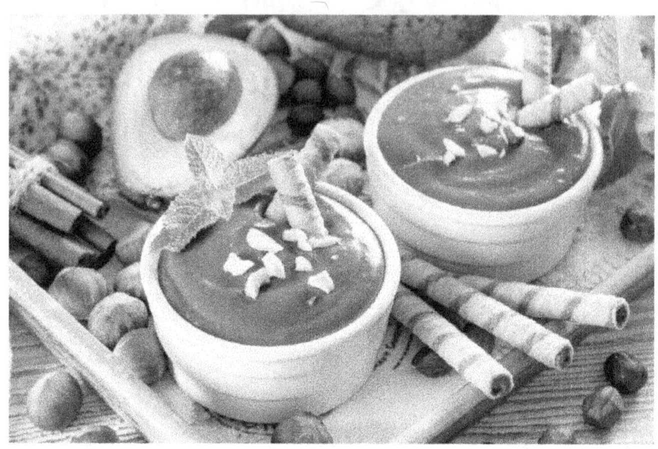

- Vorbereitung: 10 min
- Garen : 0 min
- Reicht für: 4

Zutaten:

- 400 g reife Avocados
- 100 g dunkle Schokolade (70% Kakao), geschmolzen
- 50 ml Mandelmilch
- 50 g Ahornsirup
- 5 g ungesüßtes Kakaopulver
- Eine Prise Salz

Wegbeschreibung:

1. Avocados, Mandelmilch, geschmolzene Zartbitterschokolade, Ahornsirup, Kakaopulver und eine Prise Salz sollten in einer Küchenmaschine verarbeitet werden.
2. Pürieren, bis die Masse cremig und glatt ist.
3. Die Mousse in Servierschalen oder Becher füllen.
4. Vor dem Servieren mindestens zwei Stunden lang abkühlen lassen.

Ernährung:

- Kcal : 240
- Eiweiß: 4 g
- Fett: 18 g
- Kohlenhydrate: 20 g

58. Parfait aus griechischem Joghurt mit gemischten Beeren

- Vorbereitung: 5 min
- Garen : 0 min
- Reicht für: 2

Zutaten:

- 300 g griechischer Joghurt
- 150 g gemischte Beeren (Erdbeeren, Heidelbeeren, Himbeeren)
- 30 g Honig
- 30 g Müsli

Wegbeschreibung:

1. Griechischen Joghurt, Granola und gemischte Beeren in einer Schüssel oder einem Glas anrichten.
2. Etwas Honig darüber gießen.
3. Iterieren Sie durch die Ebenen.
4. Bis zum Servieren kühl stellen.

Ernährung:

- Kcal : 280
- Eiweiß: 15 g
- Fett: 6 g
- Kohlenhydrate: 40 g

- Zubereitung: 5 Minuten + Kühlung über Nacht
- Garen : 0 min
- Reicht für: 3

Zutaten:

- 250 g Mango, püriert
- 400 ml Kokosnussmilch
- 60 g Chiasamen
- 30 g Agavendicksaft
- 5 g Vanilleextrakt

Wegbeschreibung:

1. Mangopüree, Kokosmilch, Chiasamen, Agavendicksaft und Vanilleextrakt in einer Schüssel vermengen.
2. Nach dem Vermengen die ganze Nacht über kühl stellen.
3. Vor dem Servieren umrühren und nach Belieben weitere Mangoscheiben darauf legen.

Ernährung:

- Kcal : 320
- Eiweiß: 7 g
- Fett: 20 g
- Kohlenhydrate: 30 g

60. Himbeer-Mandel-Energie-Bites

- Vorbereitung: 15 min
- Garen : 0 min
- Geeignet für: 12

Zutaten:

- 200 g Datteln, entsteint

* 100 g Mandeln
* 50 g getrocknete Himbeeren
* 30 g Chiasamen
* 10 ml Mandelextrakt
* Eine Prise Meersalz

Wegbeschreibung:

1. Datteln, Mandeln, getrocknete Himbeeren, Chiasamen, Mandelextrakt und Meersalz in einer Küchenmaschine zu einem klebrigen Teig verarbeiten.
2. Zu mundgerechten Kugeln formen und vor dem Servieren mindestens 1 Stunde in den Kühlschrank stellen.

Ernährung:

* Kcal : 120
* Eiweiß: 3 g
* Fett: 6 g
* Kohlenhydrate: 15 g

61. Zitronen-Blaubeer-Käsekuchen-Gläser

* Vorbereitung: 20 Minuten + Kühlzeit
* Garen : 0 min
* Reicht für: 4

Zutaten:

* 300 g Frischkäse
* 150 ml griechischer Joghurt
* 100 g Heidelbeeren
* 50 g Honig
* 30 ml Zitronensaft
* Schale einer Zitrone

Wegbeschreibung:

1. In einer Schüssel Frischkäse, griechischen Joghurt, Honig, Zitronensaft und Zitronenschale glatt rühren.
2. In Serviergläsern die Mischung mit Heidelbeeren schichten.
3. Mindestens 2 Stunden vor dem Servieren in den Kühlschrank stellen.

Ernährung:

- Kcal : 280
- Eiweiß: 8 g
- Fett: 20 g
- Kohlenhydrate: 18 g

62. Pistazien-Matcha-Glückskugeln

- Vorbereitung: 15 min
- Garen : 0 min
- Dient: 10

Zutaten:

- 200 g Datteln, entsteint
- 100 g Pistazien
- 30 g Kokosnussraspeln
- 10 g Matcha-Pulver
- 5 ml Vanilleextrakt
- Eine Prise Salz

Wegbeschreibung:

1. Datteln, Pistazien, Kokosraspeln, Matcha-Pulver, Vanilleextrakt und eine Prise Salz in einer Küchenmaschine gut vermischen.
2. Zu kleinen Kugeln formen und vor dem Servieren in den Kühlschrank stellen.

Ernährung:

- Kcal : 150
- Eiweiß: 3 g

- Fett: 8 g
- Kohlenhydrate: 18 g

Schlussfolgerung

Zum Abschluss unserer Reise durch die Seiten von "Meal Prep Diet" ist es wichtig, über die Kernbotschaft nachzudenken, die in das Gewebe dieser kulinarischen Entdeckungsreise eingewoben wurde. Von Anfang an war es unser Ziel, Sie in ein Reich zu führen, in dem sich der alltägliche Akt des Essens in eine bewusste und zielgerichtete Praxis verwandelt, in einen harmonischen Tanz zwischen Ernährung, Geschmack und Bequemlichkeit.

Im Kern ist dieses Buch ein Zeugnis für die Kraft einer durchdachten Mahlzeitenzubereitung, die nicht nur unseren Körper, sondern unser gesamtes Ernährungsverhalten prägt. Es geht über den Rahmen eines reinen Kochbuchs hinaus; es ist ein Leitfaden, ein Begleiter auf dem Weg zu einem gesünderen, ausgewogeneren Lebensstil. Die Seiten, die dieser Schlussfolgerung vorausgehen, sind ein Sammelsurium von Informationen, Erkenntnissen und praktischen Tipps, die alle sorgfältig zusammengestellt wurden, um Sie bei Ihren kulinarischen Unternehmungen zu unterstützen.

Im Laufe unserer Untersuchung haben wir uns mit der Bedeutung der Mahlzeitenzubereitung befasst und ihre vielfältigen Vorteile aufgedeckt. Wir haben die falschen Vorstellungen über Diäten entmystifiziert und aufgezeigt, wie eine gut organisierte Mahlzeitenvorbereitung der Dreh- und Angelpunkt auf dem Weg zu einer nachhaltigen Gesundheit sein kann. Die Nuancen der Ernährung wurden seziert und es wurde deutlich, dass eine ausgewogene Ernährung kein Rätsel ist, sondern eine sorgfältig orchestrierte Symphonie aus Makronährstoffen, Mikronährstoffen und Geschmacksprofilen.

Im Labyrinth der Ernährungsmöglichkeiten navigierten wir durch die verschiedenen Ernährungspräferenzen und stellten sicher, dass es für jeden - ob Fleischfresser, Pflanzenfresser oder irgendwo dazwischen - eine maßgeschneiderte Strategie für die Zubereitung von Mahlzeiten gibt. Die Rezepte, die wir mit Ihnen geteilt haben, waren keine bloßen Anleitungen, sondern Blaupausen für die Zubereitung von Mahlzeiten, die den Geschmacksnerven schmeicheln und gleichzeitig die Ernährungsbedürfnisse Ihres einzigartigen Körpers berücksichtigen.

Das Herzstück unseres Diskurses ist ein Versprechen, das wir zu Beginn dieser Odyssee gegeben haben. Wir versprachen, nicht nur eine Rezeptsammlung zu liefern, sondern einen umfassenden Leitfaden, der Ihnen hilft, Ihre Beziehung zum Essen zu verändern. Während sich das letzte Kapitel entfaltet, ist es offensichtlich, dass dieses Versprechen erfüllt wurde. Jede Seite war ein Sprungbrett, das Sie zu einem Ziel führt, bei dem die Zubereitung von Mahlzeiten keine lästige Pflicht, sondern ein Ritual ist, ein Akt der Selbstliebe und Selbstfürsorge.

Unsere gemeinsame Reise hat uns durch die Feinheiten der Planung, des Einkaufs und des Kochens geführt und dabei die Barrieren abgebaut, die einer reibungslosen Essensvorbereitung oft im Wege stehen. Wir haben die Kunst der Ausgewogenheit von Aromen, Texturen und Ernährungselementen enthüllt und die Vorstellung entmystifiziert, dass gesunde Ernährung langweilig oder restriktiv sein muss. Mit diesen kulinarischen Enthüllungen bieten wir Ihnen einen Weg zu einem gut genährten Körper, aber auch zu einem erfüllten und energiegeladenen Leben.

Wenn es etwas gibt, das Sie aus diesem Buch mitnehmen können und von dem ich hoffe, dass es bei Ihnen einen tiefen Eindruck hinterlässt, dann ist es die Ermächtigung, die sich daraus ergibt, dass Sie die Kontrolle über Ihre Ernährung übernehmen. Die Küche, die oft als beängstigender Raum angesehen wird, ist in Wirklichkeit eine Leinwand, auf der Sie den Pinsel schwingen und mit jeder sorgfältig ausgewählten Zutat Pinselstriche der Vitalität malen. Bei der Zubereitung von Mahlzeiten geht es nicht um Entbehrungen, sondern um Überfluss - Überfluss an Gesundheit, Zeit und Freude.

Wenn wir uns von der letzten Seite verabschieden, soll dies kein Ende, sondern ein Anfang sein. Bewaffnet mit dem Wissen und den Werkzeugen, die in diesen Kapiteln vermittelt werden, stehen Sie am Beginn eines neuen kulinarischen Abenteuers. Die Reise zu einem gesünderen, lebendigeren Ich ist nicht auf diese Seiten beschränkt, sondern erstreckt sich auf Ihre täglichen Entscheidungen, eine Mahlzeit nach der anderen.

Abschließend möchte ich Ihnen meinen tiefsten Dank dafür aussprechen, dass Sie mich auf dieser Entdeckungsreise durch die Meal Prep Diet begleitet haben. Möge Ihre Küche weiterhin ein Heiligtum des Wohlbefindens sein, und mögen Ihre Teller eine Leinwand für die Kunst der Gesundheit und des Geschmacks sein. Auf eine Zukunft voller Vitalität, in der jeder Bissen ein bewusster Schritt auf dem Weg zur besten Version Ihrer selbst ist. Guten Appetit und, was noch wichtiger ist, bon voyage auf Ihrer weiteren Reise zu einem wohlgenährten und erfüllten Leben.